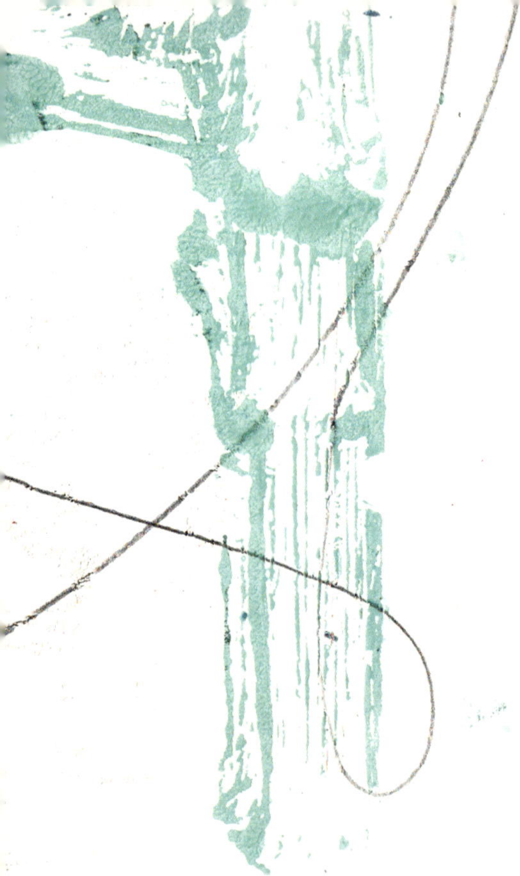

BUDDHA BEI DIE FISCHE

YOGA FÜR NORDLICHTER

Für alle plietschen Yogis. Und die, die es werden wollen.

CARL SCHÜNEMANN VERLAG BREMEN

Buddha & Fiete

Yoga kommt aus Indien, wir Nordlichter aus Süd-Süd-Skandinavien. Indien ist gelb und trocken, Norddeutschland blau und nass. Beides zusammen ist optimal. Dieses Buch schlägt eine Brücke von der Weichheit Indiens zur steifen Brise Norddeutschlands. Es ist kein Fachbuch, sondern eine Liebeserklärung an Yoga, unsere Heimat und an die Menschen, die hier leben.

Als echte Nordlichter sind wir, die Autorinnen, an der Küste aufgewachsen und verbringen unsere Freizeit manchmal segelnd, am Strand, auf dem Deich, am Hafen, im oder auf dem Wasser. Das Meer und das Segeln lehren uns Ähnliches wie das Yoga: Im Hier und Jetzt wach zu sein, das Gleichgewicht zu halten, wenn es wackelig wird, den Kurs anzupassen, wenn der Wind sich dreht. Und dass die See und der Wind größer sind als wir und die Richtung vorgeben.

Während Ebbe und Flut kommen und gehen, sitzen wir manchmal am Kai bei unserem Freund Fiete und klönen. Fiete packt seinen Fisch in Kisten und erzählt vom Meer. Oft kommt es uns so vor, als wenn Fiete heimlich in Indien war und dort den Weisheiten des Yoga gelauscht hat, denn seine Klugheit ist zutiefst »yogisch«.
Fiete wird dich durch das Buch führen, Buddha bei die Fische tun und Yoga für Nordlichter ein bisschen durchschaubarer machen.

Na, denn man nich lang snacken, Kopp in 'n Nacken.

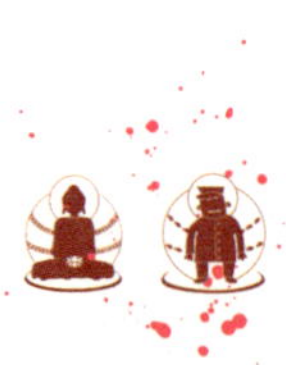

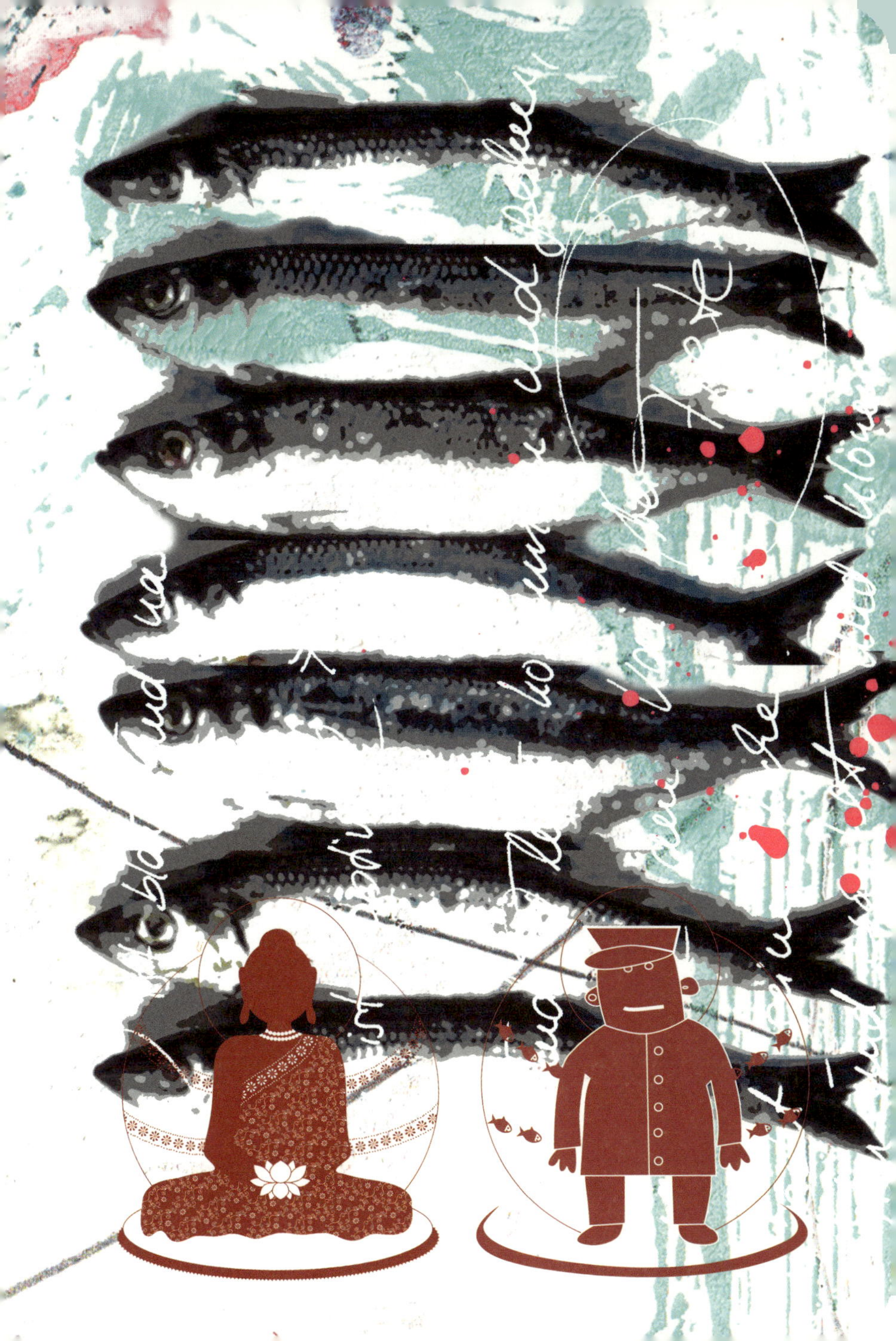

Nordlichter

Moin und herzlich willkommen, Nordlicht! Schön, dass es dich gibt! Möchtest du jeden Tag so begrüßt werden? Tut es jemand für dich? Wenn ja, schön! Wenn nicht, tu es selbst! Grüße dich, freue dich darüber, dass es dich gibt.

Yoga kennt den Gruß an die Sonne. Die Sonne gilt im Yoga als die Lebensenergie schlechthin, ihr zuliebe wird eine ganz bestimmte Übungsabfolge praktiziert.

Die Sonne ist auch die Mutter der magischen Farberscheinungen, der sogenannten Nordlichter, die man besonders im Herbst und Winter in Polargebieten am Himmel beobachten kann. Manche nennen sie die »Regenbögen der Nacht«.

Da es bei uns in Süd-Süd-Skandinavien das halbe Jahr lang dunkel ist, brauchen wir Nordlichter wie dich als Leuchtturm. Die Übungsabfolge »Nordlichter« wirst du daher in vielen der folgenden Kapitel wiederfinden, außerdem regt sie den Kreislauf an und ist eine gute Übungsreihe zum Aufwärmen.

Denn lasst euch mal erklären, wie dat geiht!

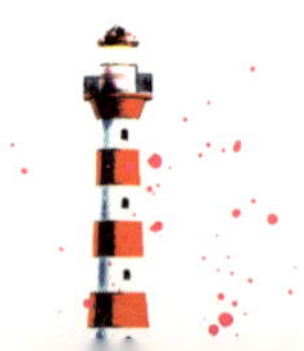

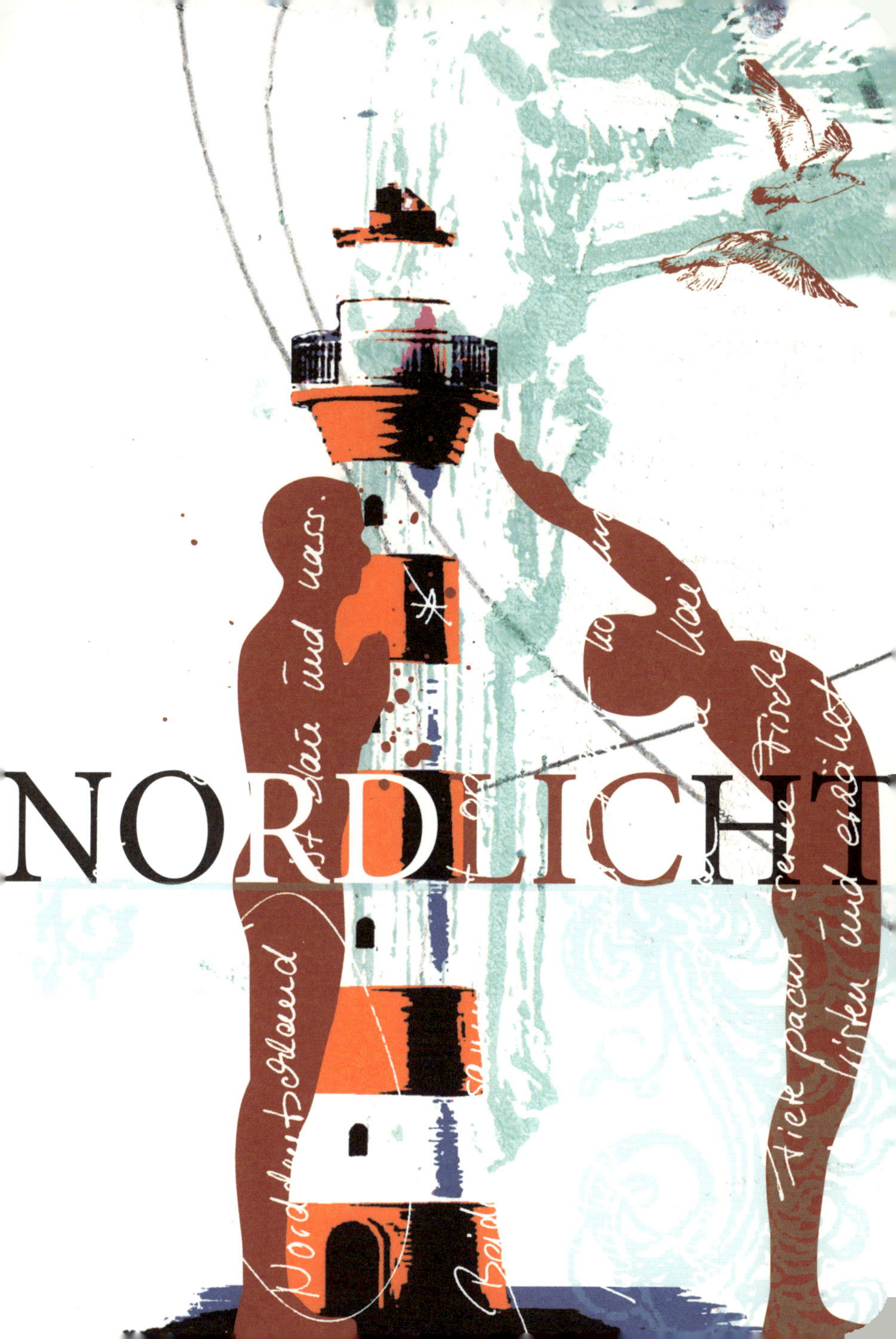
NORDLICHT

Übungen Nordlichter

1. Moin Lege deine Handflächen vor deiner Brust zusammen und spüre, dass in deinem Brustkorb das Nordlicht leuchtet.

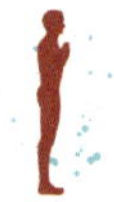

2. Strandhafer Bringe dein Schambein zum Nabel, bevor du aus dem Stand in eine leichte Rückbeuge gehst.

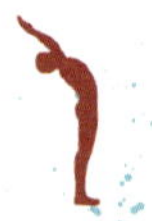

3. Vorbeuge nach Lee Beuge deine Knie, während du dich nach vorne beugst, um mit deinen Händen den Boden zu berühren.

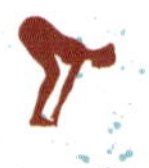

4. Wickie I Bringe dein linkes Bein weit nach hinten und die Arme aktiv nach oben.

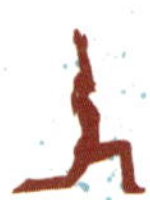

5. Seewolf Setze beide Hände kräftig auf den Boden, schiebe dein Gesäß von deinen Händen weg nach hinten oben, sodass der Rücken in die Länge kommt, und strecke achtsam deine Beinrückseiten.

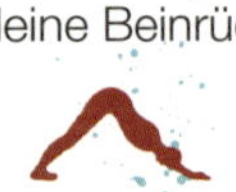

6. Krabbe Komm von dort aus in den Liegestütz mit geradem unteren Rücken.

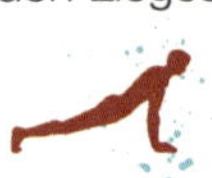

7. Sandbank Lass dich in die Bauchlage sinken.

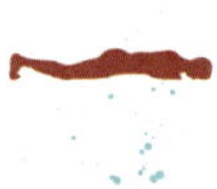

8. Seeschlange Bringe dein Schambein zum Nabel und hebe aus der Kraft des Rückens (ohne die Arme) deinen Oberkörper und Kopf.

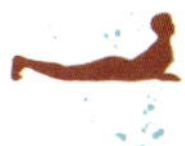

9. Seewolf Setze beide Hände kräftig auf den Boden, schiebe dein Gesäß von deinen Händen weg nach hinten oben, sodass der Rücken in die Länge kommt, und strecke achtsam deine Beinrückseiten.

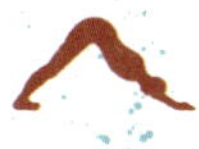

10. Wickie I Bringe dein rechtes Bein weit nach vorne und die Arme aktiv nach oben.

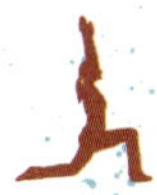

11. Vorbeuge nach Lee Bringe dein linkes Bein nach vorne, beuge wieder beide Knie an, während du dich nach vorne beugst, um mit den Händen den Boden zu berühren.

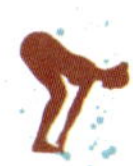

12. Moin Strecke langsam beide Knie, komme nach oben, lege deine Handflächen vor deiner Brust zusammen und spüre, dass in deinem Brustkorb das Nordlicht noch kräftiger leuchtet.

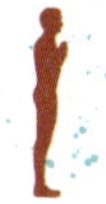

13. Wiederhole diese Abfolge erst 5-, dann 8-, dann 12-mal und lass den Atem dabei immer frei fließen.

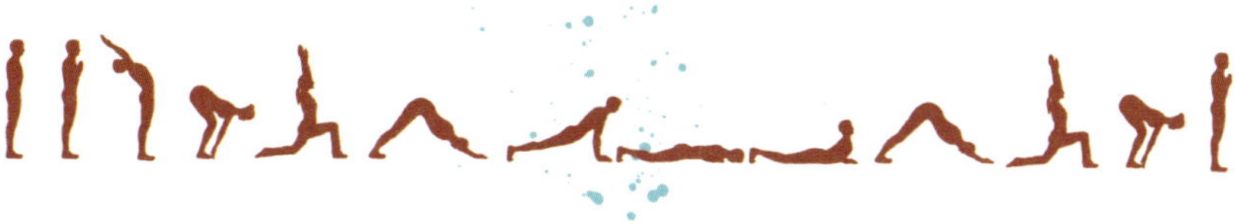

Zum Klamüüstern

In welchen Situationen kannst du dein Licht fühlen? Wann weniger?
Was kannst du tun, damit dein eigenes Licht noch heller strahlt?

Yoga wie ein Strandkorbtag

Es ist Sonntag. Du fährst mit dem Rad oder dem Zug an die See. Einen Parkplatz in den Autoschlangen am Straßenrand brauchst du nicht, darum bist du entspannt und gut drauf. Von Weitem riechst du Tang, Miesmuscheln, Sand und hörst das Hin- und Herwiegen der See am Strand.

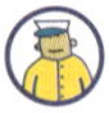

Wo der Schotterweg in feinen Strandsand übergeht, *»erstmal de Botten ausziehen, Yoga wird barfoot maakt. Bruukst ja Boden ünner de Fööt.«*

Frau Hansen kassiert die Kurtaxe und bringt dich zum letzten freien Strandkorb. Hinter dir raschelt der Strandhafer auf der Düne im leichten Wind, vor dir plätschert die See. Am Horizont zieht eine Fähre vorbei. Große bunte Handtücher werden ausgebreitet, der Picknickkorb in den Schatten gestellt, das Beachball-Spiel ausgepackt und dann … ins Wasser!

Zu kalt gibts nicht, darauf hast du den ganzen Winter und Frühling gewartet: Unterwasserhandstand, unter Wasser reden, Synchronschwimmen, zur Boje schwimmen, mit dem Schlauchboot kentern, bis du dich mit blauen Lippen in den windgeschützten Strandkorb fallen und von der nordischen Sommersonne wieder aufwärmen lässt.

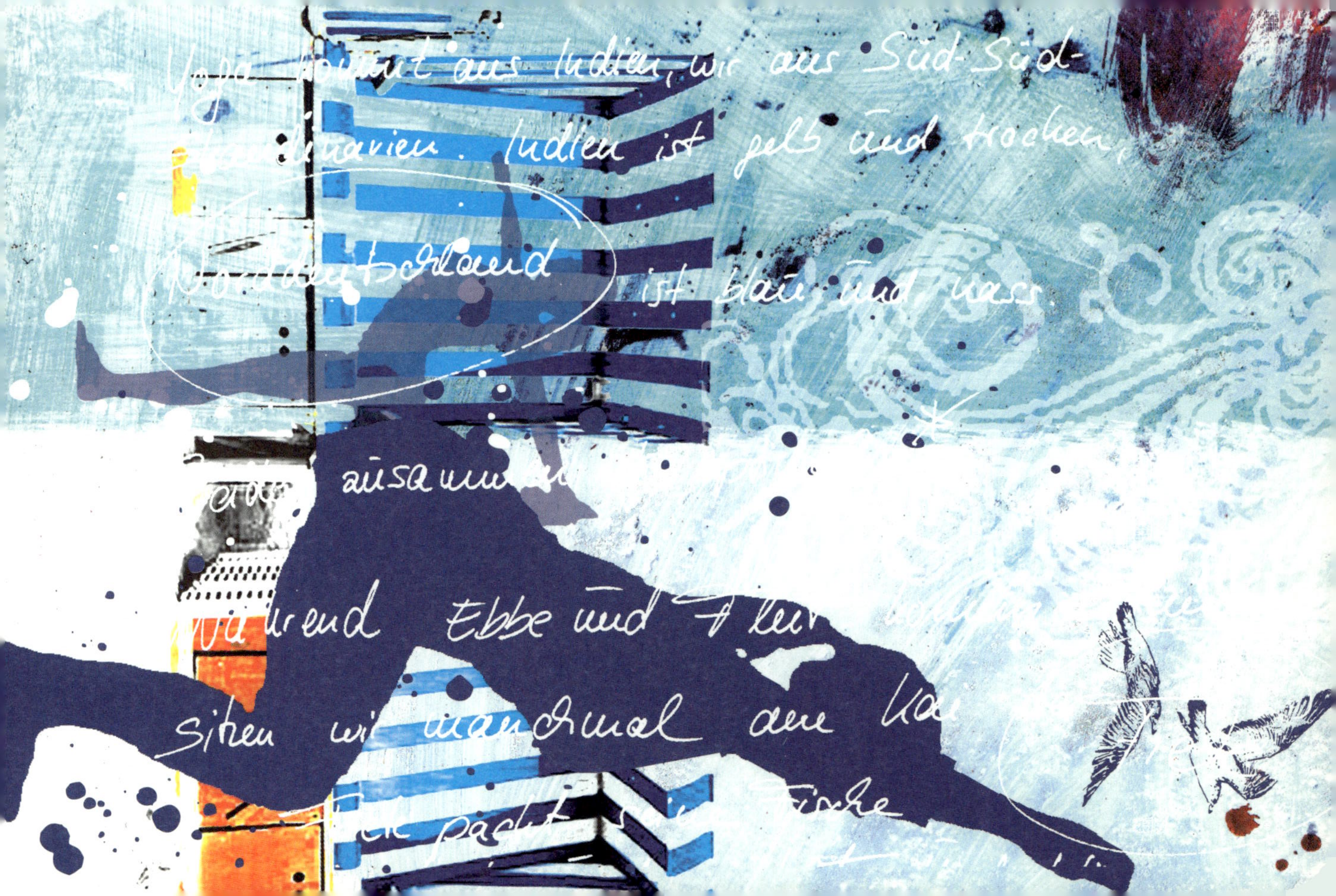
aus Indien, wir aus Süd-Süd-
Indien ist gelb und trocken,
Norddeutschland ist blau und nass
Während Ebbe und
sitzen wir manchmal am

Übungen Strandkorbtag

1. Flunder Spüre, wo dein Körper den Strand berührt. Lass dich tragen! Mit der Einatmung bringe deine Arme hinter deinen Kopf und strecke gleichzeitig deine Zehen von dir weg. Mit der Ausatmung bringe Arme und Zehen wieder in die Ausgangslage. Wiederhole und genieße! Du hast den ganzen Tag Zeit.

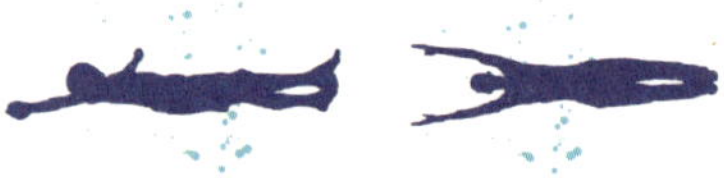

2. Wind Lege beide Hände um dein rechtes Knie. Das linke Bein bleibt ausgestreckt. Mit deiner Ausatmung führe das Knie achtsam an deinen Oberkörper heran, mit deiner Einatmung lass es los, bis der Arm wieder gestreckt ist. Wiederhole das ein paar Mal und mache das Gleiche auf der anderen Seite.

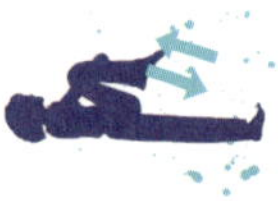

3. Heringsrolle Ziehe beide Knie an dich heran und bringe deine Nase Richtung Knie, sodass du ganz rund wirst. Nun beginne, dich hin- und herzuschaukeln, rolle den Hering ein paarmal hin und her und komme langsam nach oben zum Stehen.

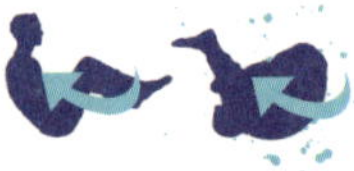

4. Fahne im Wind Strecke beide Arme aus dem Stand nach oben, dann wiege mit dem Oberkörper ganz leicht nach links und nach rechts. Hin und her im sanften Sommerwind am Strand.

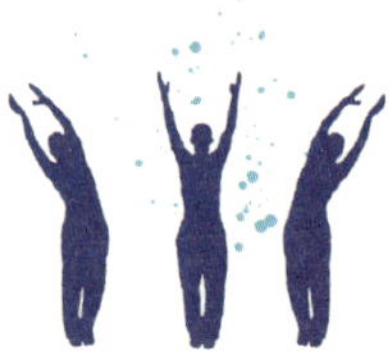

5. Leuchtturm Höre deinem Körper zu, spüre deinen Atem, nimm die Geräusche um dich herum wahr, spüre die Atmosphäre um dich herum.

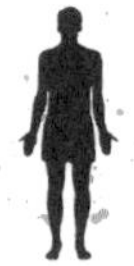

6. In den Strandkorb setzen Strecke beide Arme nach oben und lass dein Gesäß nach unten sinken, als ob du dich in den Strandkorb setzen wolltest. Tust du aber nicht, du bleibst ein paar Atemzüge lang so stehen. Bringe zusätzlich Länge in deinen unteren Rücken, indem du dein Schambein zum Nabel führst. Dann komme wieder nach oben und wiederhole.

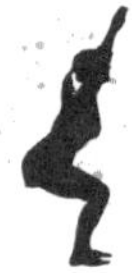

7. Galionsfigur Winkle dein linkes Bein nach hinten an und umfasse deinen Fuß. Deinen rechten Arm streckst du nach oben und bringst den Oberkörper und Arm schräg nach vorne. Dabei wandert dein linkes Knie nach hinten.

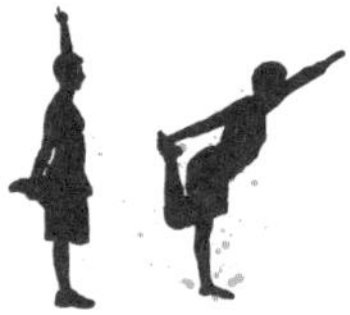

8. Flunder Spüre wieder den Strand unter deinem Körper und stelle dir vor, dass sich dein Atem synchron zur Brandung in deinem Körper ausdehnt, wie eine Welle kommt und geht.

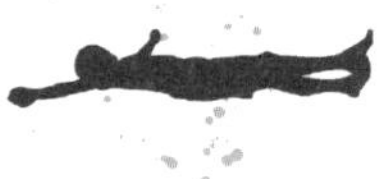

Zum Klamüüstern:

Hast du genug Strandkorbtage in deinem Leben? Spielst du noch?
Was brauchst du, um wieder zu spielen?

Stehen bleiben im Sturm

Ein Leitfaden im Yoga sind die Sutras des Patanjali. Das sind Sätze, in denen kurz und knapp gesagt wird, was im Yoga wichtig ist. In einem Vers heißt es: Die Körperübungen sollen stabil und zugleich leicht sein.

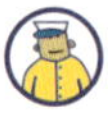

Dat gilt doch für jede Lebenslage un bei Sturm man sowieso! Un zwar genau in disse Reihenfolge: Erst stabil un denn leicht, sonst hest du ja keen Grund ünner de Fööt.

Wir brauchen Stabilität, sonst weht uns der erste Nordwestwind im Oktober zu Boden oder unser Schiff gerät aus der Fahrrinne und läuft auf Schlick. Doch wenn wir einseitig auf Stabilität setzen, fahren wir irgendwann nur noch in derselben Fahrrinne, büßen Lebendigkeit ein und werden stur. Es dauert nicht lange, dann zettelt die Mannschaft im Maschinenraum eine Meuterei an. Leichtigkeit, Humor, fünfe mal gerade sein lassen, das ist auch hilfreich fürs Gleichgewicht im Sturm des Lebens.

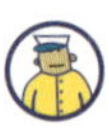

Allens kloor?

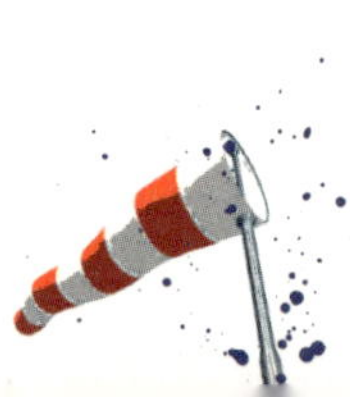

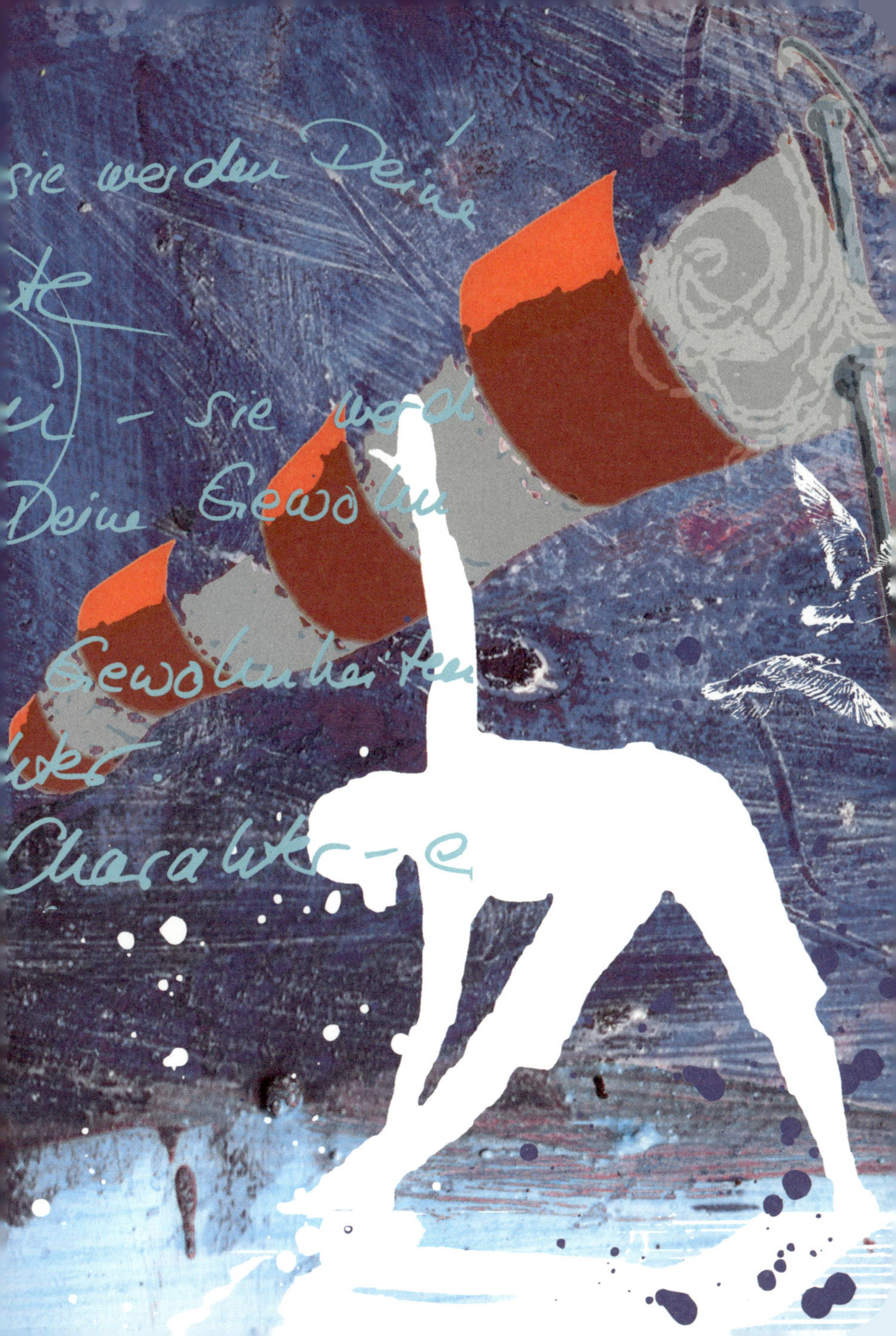
sie werden Deine
- sie werd
Deine Gewo
Gewohnheiten
Charakter

Übungen Stehen bleiben im Sturm

1. Flunder Nimm eine bequeme Rückenlage ein. Spüre, wo dein Körper den Boden berührt.

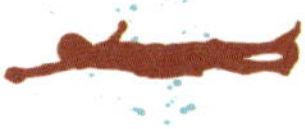

2. Flossenschlag Hebe dein rechtes Bein an, beuge das Knie, während du das andere Bein mit angenehmer Aktivität lang von dir wegstreckst. Kreise dein Bein aus dem Hüftgelenk heraus. Wiederhole diese Übung auch mit dem linken Bein.

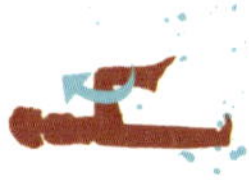

3. Heringsrolle Ziehe beide Knie an dich heran und bringe deine Nase Richtung Knie, sodass du ganz rund wirst. Nun beginne, dich hin- und herzuschaukeln, rolle den Hering ein paarmal hin und her und komme langsam nach oben zum Stehen.

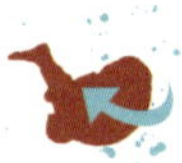

4. Übungsabfolge Nordlichter

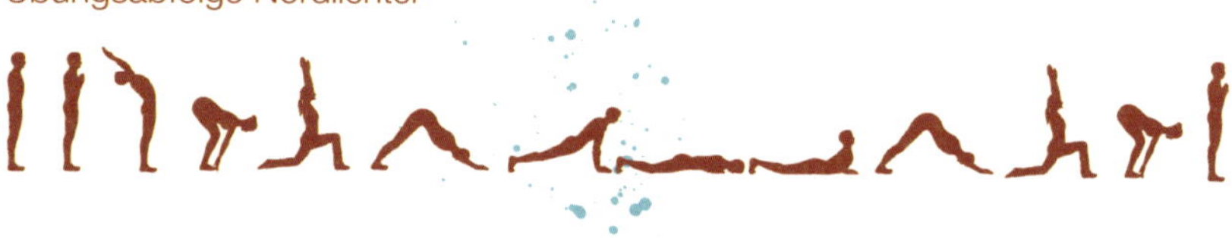

5. Sturmfock Nimm aus dem Stand eine weite Grätschhaltung ein. Spüre den Grund unter deinen Füßen. Breite die Arme in Schulterhöhe aus. Verlängere den rechten Arm und den Oberkörper nach Steuerbord und bewege sie nach unten. Bringe den linken Arm aktiv nach oben. Führe dein Schambein zum Nabel und atme tief durch. Komm langsam wieder zum Stehen und wiederhole die Übung zur anderen Seite.

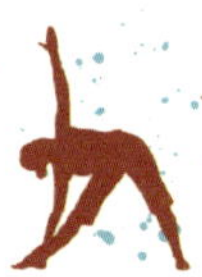

6. Vorbeuge nach Lee Steh mit hüftbreit geöffneten Beinen und kippe dein Becken nach vorne. Spann dabei deine Oberschenkelmuskulatur aktiv an. Hole 2- bis 3-mal tief Luft und richte dich mit geradem Rücken wieder auf.

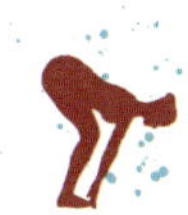

7. Nautischer Winkel Nimm die Haltung Sturmfock ein, beuge das rechte Knie. Dein Kniegelenk ist dabei direkt über deinem Fußgelenk. Bringe die rechte Hand zum rechten Fuß. Komm wieder nach oben und wiederhole die Übung nach links.

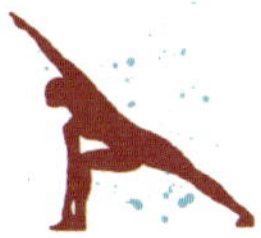

8. Leuchtturm dynamisch Steh mit hüftbreit geöffneten Beinen. Hebe dein rechtes Bein gebeugt an und fasse mit der rechten Hand das Knie, den linken Arm strecke nach links aus. Bewege dein Knie abwechselnd nach links und rechts. Wiederhole die Übung mit dem anderen Bein.

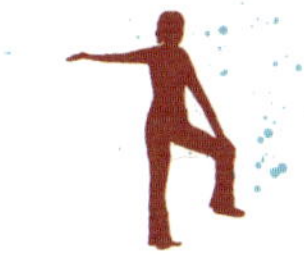

9. Leuchtturm Steh bequem, lass los und spüre nach.

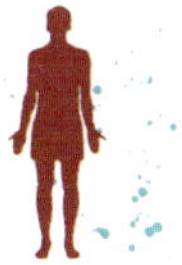

Zum Klamüüstern

In welchen Bereichen deines Lebens stehst du momentan nicht so stabil? Was brauchst du, um stabil zu stehen? Wo spürst du Leichtigkeit?

Kiel oben – Die Welt einmal anders herum sehen

Plötzlich fegt eine Bö herein und stellt alles auf den Kopf. Was bisher dein Schwerpunkt war, dir Halt gab und sicher schien, schwimmt nun oben und du paddelst hilflos im Wasser.

Na, büst koppheister gahn? Dat passiert in 'n Leben un dat is auch goot so. De buddhistische Lehrerin Pema Chödron seggt: »Im Allgemeinen halten wir Unannehmlichkeiten in jeder Form für schlecht. Für Praktizierende oder spirituelle Krieger – für Menschen also mit einem gewissen Hunger nach der Wahrheit – sind Gefühle wie Enttäuschung, Verlegenheit, Irritation, Groll, Zorn, Eifersucht und Angst sehr klare Augenblicke, die uns […] lehren […], aufzuwachen und die Situation anzunehmen, obwohl wir das Gefühl haben, dass wir […] davonlaufen wollen.«[1] Un dat is gar nich mal so doof. Denn wir all wachsen ja an Herausforderungen. Un nach 'n tosenden Storm hett ok de härteste Seebär de Küste gleich dubbelt geern.

Deshalb macht Yoga das sogar absichtlich. Übungen, bei denen der Körperschwerpunkt, das Becken, höher als der Kopf ist, werden Umkehrhaltungen genannt. Kiel oben – Umkehr – kann ein Anlass sein, deine Aufmerksamkeit von der Außenwelt ab- und nach innen zu wenden. Vielleicht entdeckst du ja einen neuen Schwerpunkt.

1 Pema Chödron, Wenn alles zusammenbricht

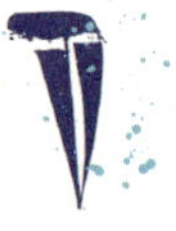

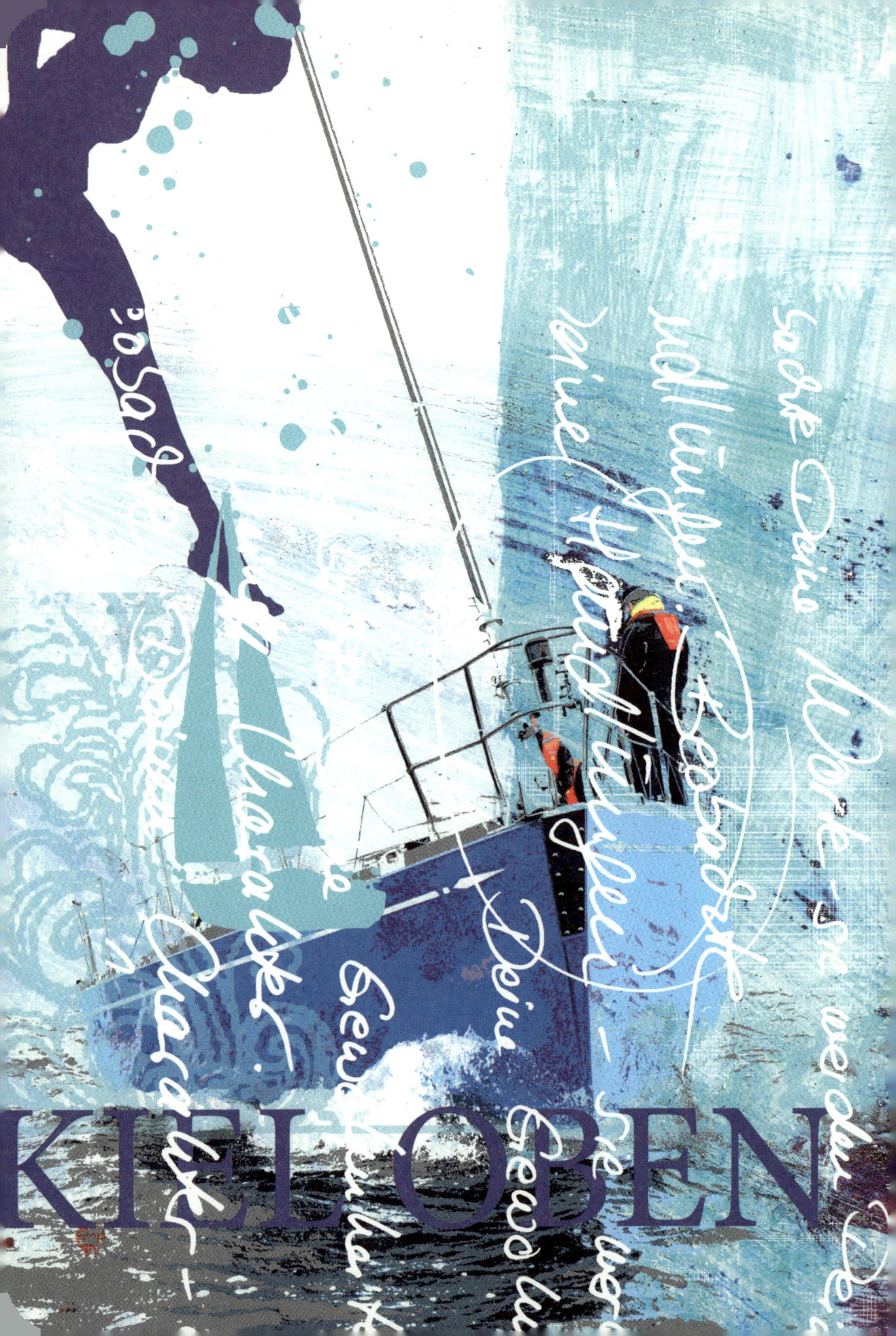
KIEL OBEN

Übungen Kiel oben

1. Fahne im Wind Lass dein Kinn zur Brust sinken, hebe es wieder an, dann bewege es über die linke Schulter, danach über die rechte. Dann senke deine Ohren abwechselnd zu der jeweiligen Schulter. Wiederhole die Übung einige Male.

2. Welle Im Vierfüßlerstand runde deinen Rücken mit deiner Ausatmung, mit deiner Einatmung komme wieder in den Vierfüßlerstand zurück und wiederhole dies ein paar Mal.

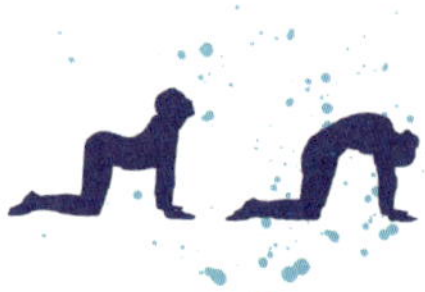

3. Seewolf Im Vierfüßlerstand bringe deine Hände kräftig in die Matte und hebe dein Gesäß nach hinten oben von den Händen weg an. Strecke abwechselnd die rechte und die linke Kniebeuge durch.

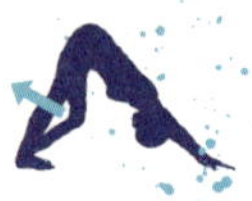

4. Seebrücke Du beginnst in der Flunder. Stelle beide Füße hüftbreit auf und drücke sie in die Matte. Hebe dein Becken und den Rücken an, bis das Gewicht auf den Schultern ruht. Lege deinen Rücken Wirbel für Wirbel und am Ende das Kreuz zurück auf die Matte und wiederhole die Übung einige Male.

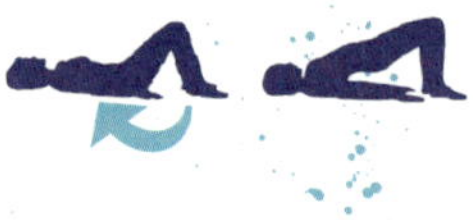

5. Kiel oben Bringe aus der Flunder kommend deine Oberschenkel und dein Becken mit Schwung nach oben, stelle die Ellbogen so hin, dass du deinen Beckenkamm mit den Händen abstützt. Dein Gewicht liegt auf deinen Schultern, nicht auf dem Nacken. Dein Oberkörper ist gestreckt und die Beine zeigen im rechten Winkel zum Oberkörper nach hinten-oben. Atme in dieser Haltung ein paar Mal tief durch. Zum Auflösen beuge die Knie Richtung Stirn ab und rolle dich mit rundem Rücken zurück auf den Boden.

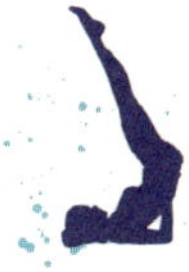

6. Seebrücke Wiederhole die Übung.

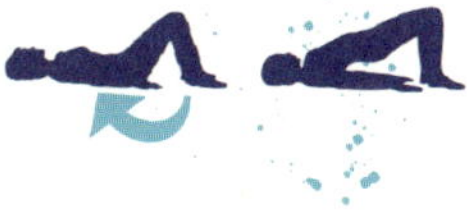

7. Seestern Lege in der Flunder die Fußsohlen aneinander und lass die Knie nach außen fallen. Lege deine Arme locker neben deinem Kopf ab. So hast du Zeit, ein bisschen zu verpusten.

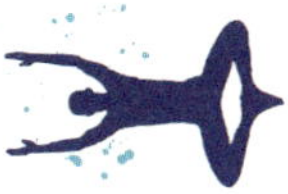

Zum Klamüüstern:

Welche Situation in deinem Leben ist eine »Kiel oben«-Situation? Welche Maßnahmen könnten dir helfen? Oder ist ein anderer Schwerpunkt angesagt?

Entschleunigung – Wie die Schafe auf dem Deich

Später werden deine Freunde dich fragen, wie es kam, dass du das Auto samt Handy, iPod und Terminplaner auf dem Festland geparkt hast und nur mit einer Tasche wetterfester Kleidung auf die Insel geschippert bist. Vielleicht wirst du sagen: »Es hat sich gut angefühlt«. Und wenn sie dich fragen, ob du dich dort verliebt hast oder welche Drogen du neuerdings nimmst, weil du so locker bist, voller Energie und viel lachst, sagst du vielleicht: »Ingwertee, Nordsee und Yoga.«

360 Grad Himmel und unter dir der Deich. Du machst einen tiefen Atemzug ein und machst einen tiefen Atemzug aus, gehst einen Schritt vorwärts, bleibst stehen, machst einen tiefen Atemzug ein, machst einen tiefen Atemzug aus und setzt wieder einen Fuß vor den nächsten. Du genießt, guckst, lauschst dem Wind und lässt die Zeit vergehen.

Wie de Schaap op 'n Deich.

Entschleunigung bringt Aufmerksamkeit und Achtsamkeit.

As de buddhistische Lehrer Thich Nhat Hanh seggt: »Achtsamkeit zu üben bedeutet, zum Leben im gegenwärtigen Augenblick zurückzukehren.« [2]

2 Thich Nhat Hanh, Die fünf Pfeiler der Weisheit

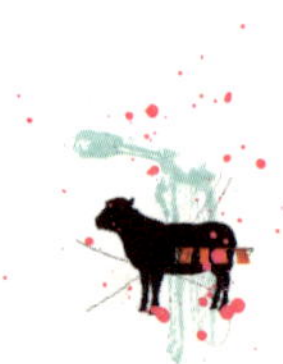

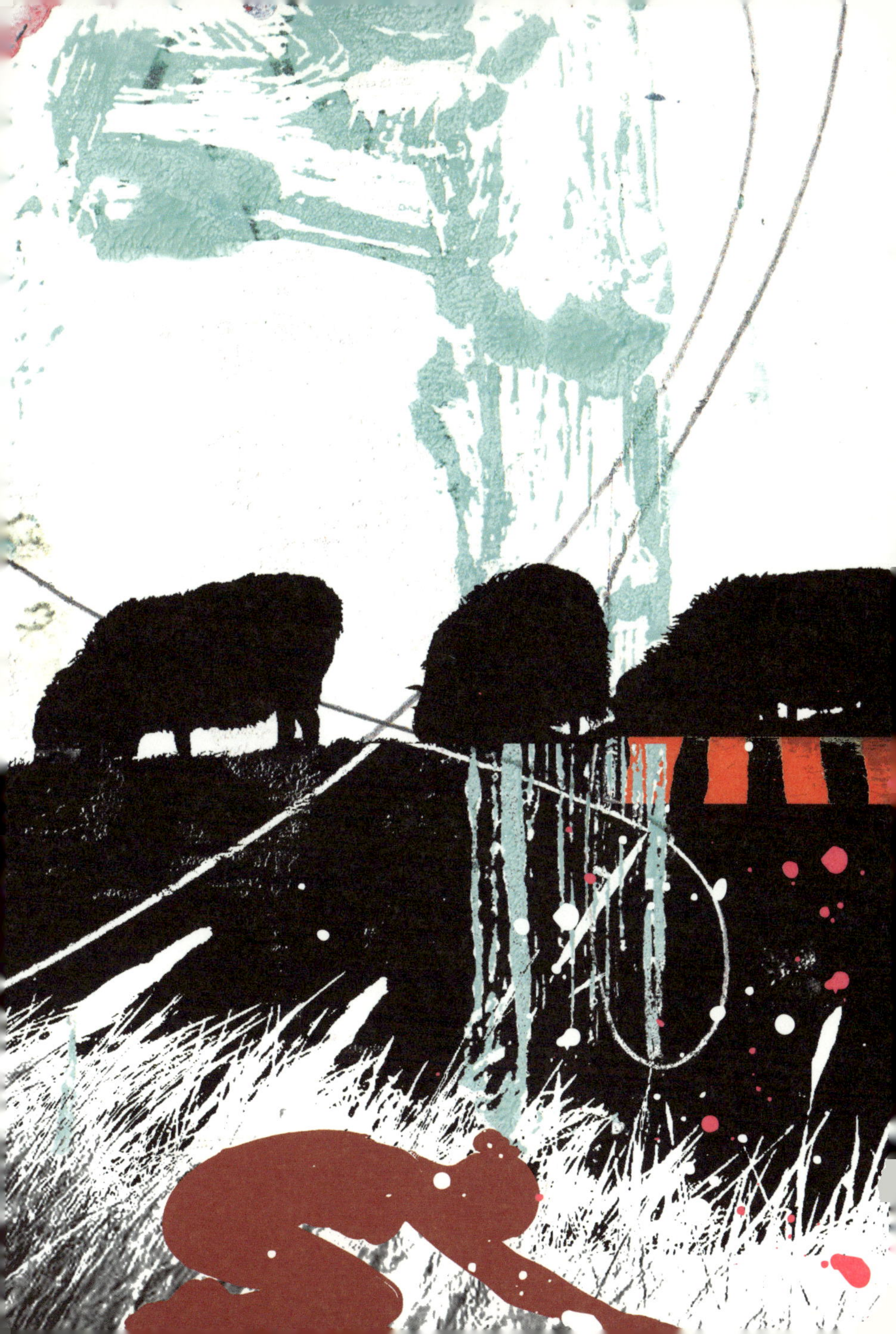

Übungen Schafe auf dem Deich

1. Atmen Setz dich bequem hin und lege eine Hand auf deinen Bauch, die andere auf deinen unteren Rücken. Spüre, wie sich deine Hände mit deiner Ein- und Ausatmung bewegen. Fahre fort und beginne, deine Atemzüge von zwölf bis null rückwärts zu zählen.

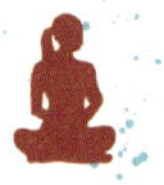

2. Welle – Seewolf – Welle Im Vierfüßlerstand runde deinen Rücken mit deiner Ausatmung, mit deiner Einatmung komme wieder in den Vierfüßlerstand zurück. Bringe deine Hände kräftig in den Boden und komme mit der Ausatmung in den Seewolf. Wiederhole dies einige Male.

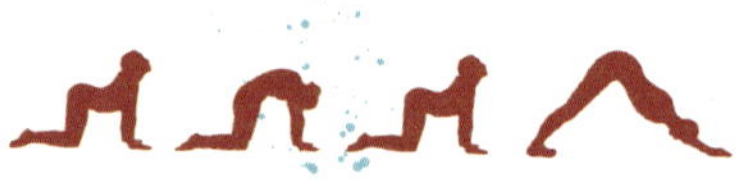

3. Schaf Lege dein Gesäß auf deinen Fersen ab. Der Oberkörper ruht auf den Oberschenkeln und deine Stirn am Boden.

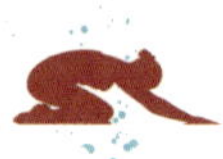

4. Vom Schaf zum Leuchtturm Komme in den Vierfüßlerstand, dann in den Seewolf. Gehe über in Wickie I, die Vorbeuge nach Lee und von da aus in den Leuchtturm.

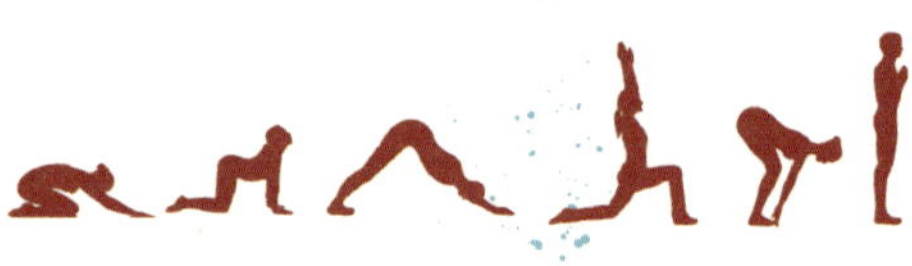

5. Übungsreihe Nordlichter

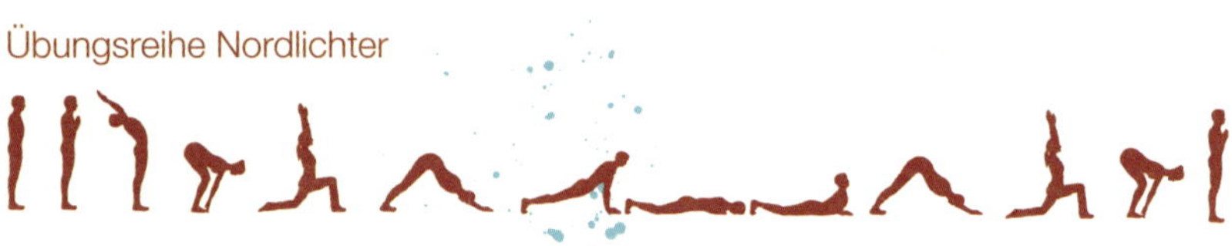

6. Vorbeuge nach Lee Steh mit hüftbreit geöffneten Beinen und kippe dein Becken nach vorne. Spann dabei deine Oberschenkelmuskulatur aktiv an. Hole 2- bis 3-mal tief Luft und richte dich mit geradem Rücken wieder auf.

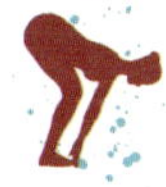

7. Kompass Setz dich auf ein zusammengerolltes Handtuch, winkle deine Beine so an, dass dein Bauch die Oberschenkel berührt. Lass deine Füße allmählich nach vorne rutschen, solange wie der Bauch an den Oberschenkeln bleibt. Dann halte an und atme tief ein und aus.

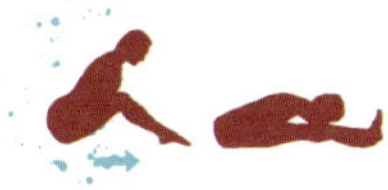

8. Schaf Lege dein Gesäß auf deinen Fersen ab, der Oberkörper ruht auf den Oberschenkeln und deine Stirn am Boden.

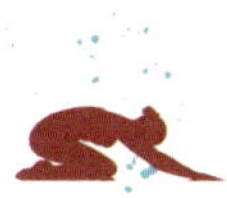

9. Palstek Setz dich im Schneidersitz auf ein zusammengerolltes Handtuch. Umfasse hinter deinem Rücken mit der rechten Hand das linke Handgelenk. Nun lass deinen Oberkörper langsam nach vorne kippen, im Idealfall berührt die Stirn den Boden.

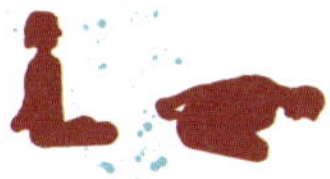

10. Tach auch Richte dich langsam wieder auf und spüre nach.

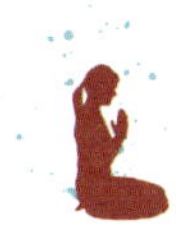

Zum Klamüüstern

Was passiert, wenn du das Auto, Telefon, »ich muss« und »ich will« auf dem Festland parkst und dich einen Tag lang nur mit 1 km/h bewegst?

Buddha bei die Fische

Yoga bietet Übungen für Körper und Geist, die uns erfahren lassen, dass wir mehr sind als eine Blechbüchse, in der sich Erfahrungen aus der Vergangenheit, Gefühle und Gedanken wie Sardinen drängen. Yoga sagt: Wenn Gefühle und Gedanken zur Ruhe kommen, erfahren wir unser inneres Wesen.

Wie vieles Gutes und Wahres geschieht das nicht von heute auf morgen. Doch mit beharrlichem und gelassenem Üben von Yoga öffnet sich die Blechbüchse allmählich. Du merkst, du hast immer öfter die Freiheit zu wählen: Entweder du verhältst dich, wie du es seit Jahrzehnten automatisch tust, und erreichst damit immer wieder die gleichen Ergebnisse oder du beobachtest die Wege deiner Gedanken und Gefühle, umarmst sie alle und bist dadurch in der Lage, dein Verhalten und damit die Ergebnisse zu verändern. Und du merkst, wenn du dein Herz öffnest, fliegen dir andere Herzen zu.

Dat is man wahr. So 'n Stinkstiefel kann ja keeneen leiden.
Obwohl – Yogameister Sri Sri Ravi Shankar seggt: »Wenn jemand Euch verletzt, so tut er das nur, weil er selbst eine noch tiefere Wunde in sich hat. Es ist nur ein Hauch davon, der zu Euch kommt. Ihr könnt ihm gegenüber nur Mitgefühl empfinden.«[3]
Da hett he auch wedder recht.

3 Sri Sri Ravi Shankar, Fragen und Antworten

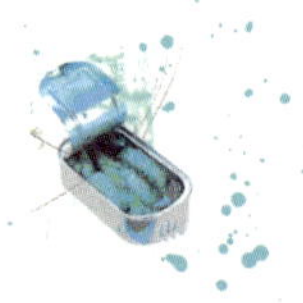

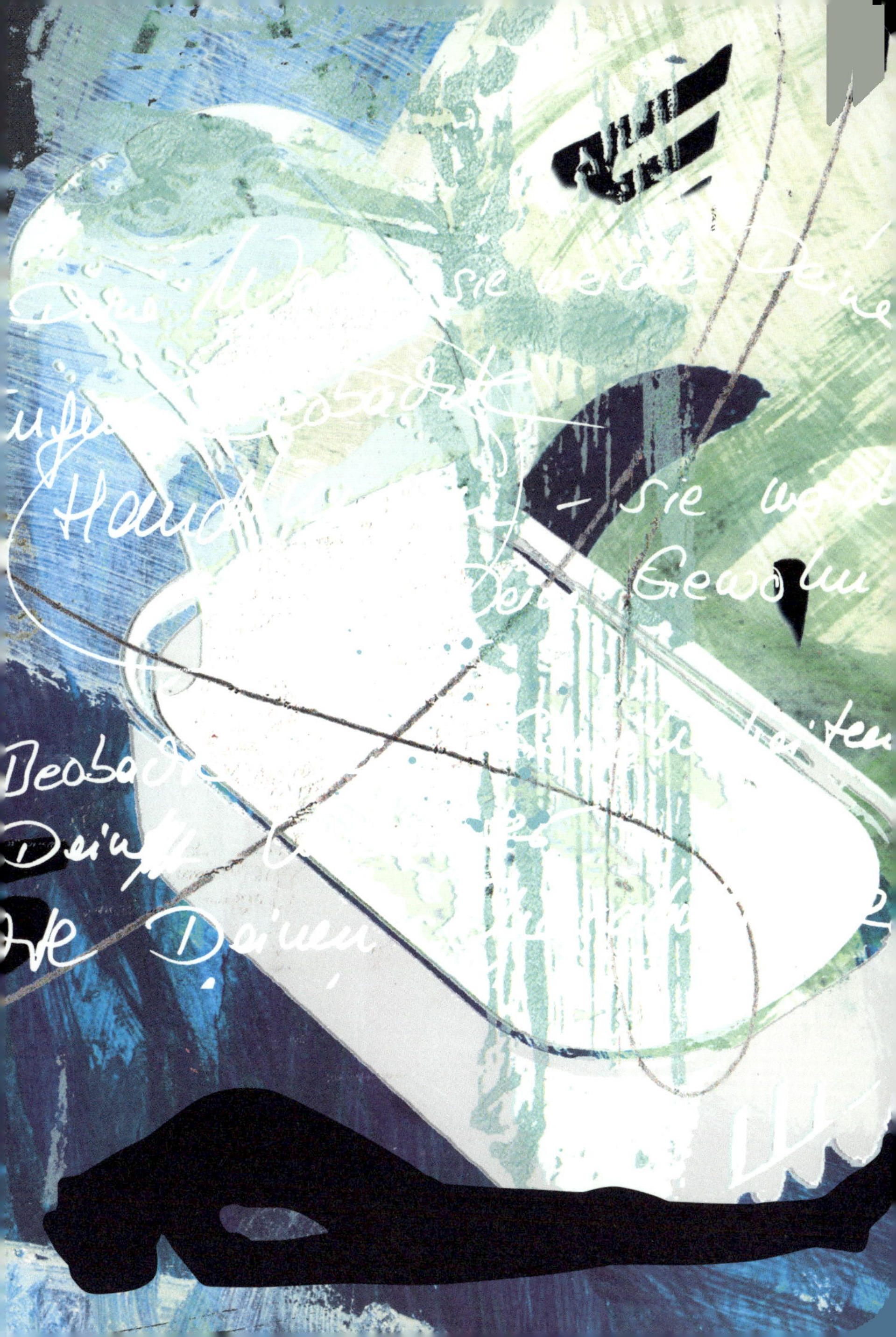
Hand

Buddha bei die Fische

1. Tach auch Lege deine Handflächen vor deiner Brust zusammen.
   Stell dir vor, dass sich dein Atem in deinem gesamten Brustkorb ausdehnt.

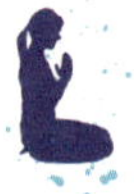

2. Möwe Im Fersensitz breite beide Arme seitlich aus und führen sie nach vorne, bis sich die Handflächen berühren, dann breite die Arme wieder nach hinten aus. Wiederhole die Übung ein paar Mal.

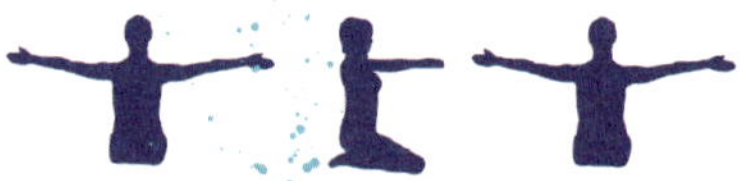

3. Seewolf Im Vierfüßlerstand bringe deine Hände kräftig in die Matte und hebe dein Gesäß nach hinten oben von den Händen weg. Strecke abwechselnd die Kniekehlen durch.

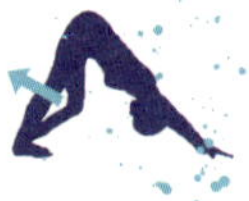

4. Übungsabfolge Nordlichter Breite diesmal im Wickie I die Arme wie bei der Möwe seitlich aus.

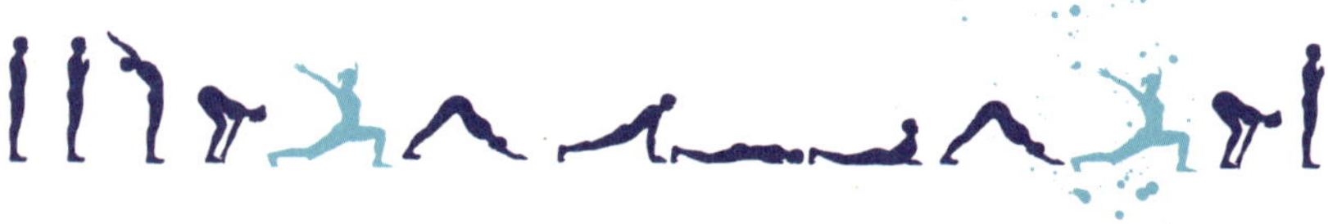

5. Seebrücke Beginne in der Flunder, stelle beide Füße hüftbreit auf und drücke sie in die Matte. Hebe dein Becken und den Rücken an, bis das Gewicht auf den Schultern ruht. Lege deinen Rücken Wirbel für Wirbel und am Ende das Kreuz zurück auf die Matte und wiederhole die Übung einige Male.

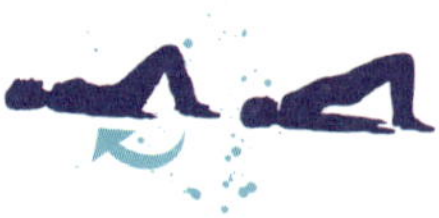

6. Fisch Bringe in der Rückenlage die Beine aneinander und strecke sie nach vorne. Lege die Arme gestreckt unter deinen Oberkörper, auch die Oberarme. Drücke die Ellbogen in den Boden, aktiviere deinen Beckenboden und hebe den Brustkorb an.

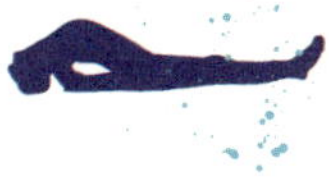

7. Schatzkiste Hebe deine Knie angewinkelt an und fasse sie mit beiden Händen. Bei der Ausatmung führe beide Knie achtsam an den Oberkörper heran. Mit der Einatmung lass sie los, bis die Arme wieder gestreckt sind.

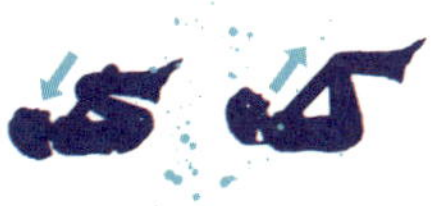

8. Treibgut Breite aus der Flunder deine Arme links und rechts zu den Seiten aus, hebe beide Knie angewinkelt an und lass sie nach links auf den Boden sinken. Dein Kopf bewegt sich dabei nach rechts. Entspanne dich ein paar Atemzüge lang in dieser Stellung. Danach mache das Gleiche zur anderen Seite, entspanne dich dort wieder.

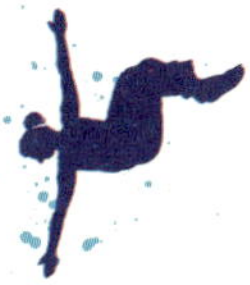

9. Tach auch Lege deine Handflächen vor deiner Brust zusammen und spüre den Unterschied zum Anfang.

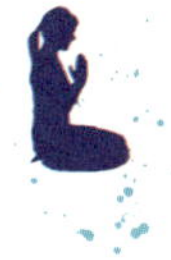

Zum Klamüüstern

In welchen Situationen hältst du deine Blechbüchse verschlossen?
Was braucht es für dich, um diese leichter zu öffnen?

Fietes Bester – Für waschechte Deerns und Jungs

In 'n kleinen Haven, wo mien Kutter liegt, weht oft 'ne steife Brise. Kennst du Hauke Haien, den Deichgrafen ut 'n »Schimmelreiter«? Denn weetst du, dat man hier bi 'n Deichbruch leicht ünnergahn kann. Darum sünd wir hier all waschechte Lüüd.

Wat dat heißt? Waschecht is waschecht, dat seggt doch schon dat Wort: Dat sünd solche, de nich gleich de Farbe verlieren, wenn dat Wasser mal bis to 'n Knien steiht. De wissen, wo ihr Herz schlägt, wenn du verstehst, wat ik meen.

Bi 't Yoga gifft dat een Vers in de Ashtavakra Gita, de seggt: »Oh welch ein Wunder ich bin! Ich grüße mich selbst als den, der das ganze Universum trägt, ohne es auch nur im Geringsten zu berühren«.[4]

Dat is 'n Snack, wat? Muss 'ne waschechte Deern oder 'n waschechter Jung gewesen sien, de dat seggt hett. Jemand mit Muckis un Weisheit.

Hier is man 'ne Übungsreihe för waschechte Deerns und Jungs: Maak mal erst gaaanz suutje un bi 't nächste Mal kannst du Tempo zulegen. Un wenn du allens maakt hest, denn gifft dat morgen bannig good Wedder!

4 Detlef B. Fischer, Die Einheit des Seins

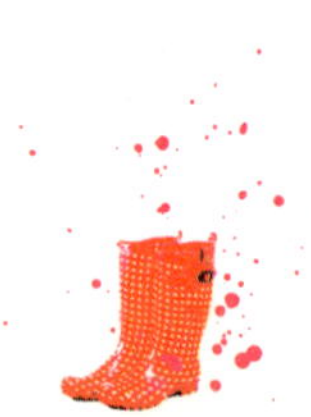

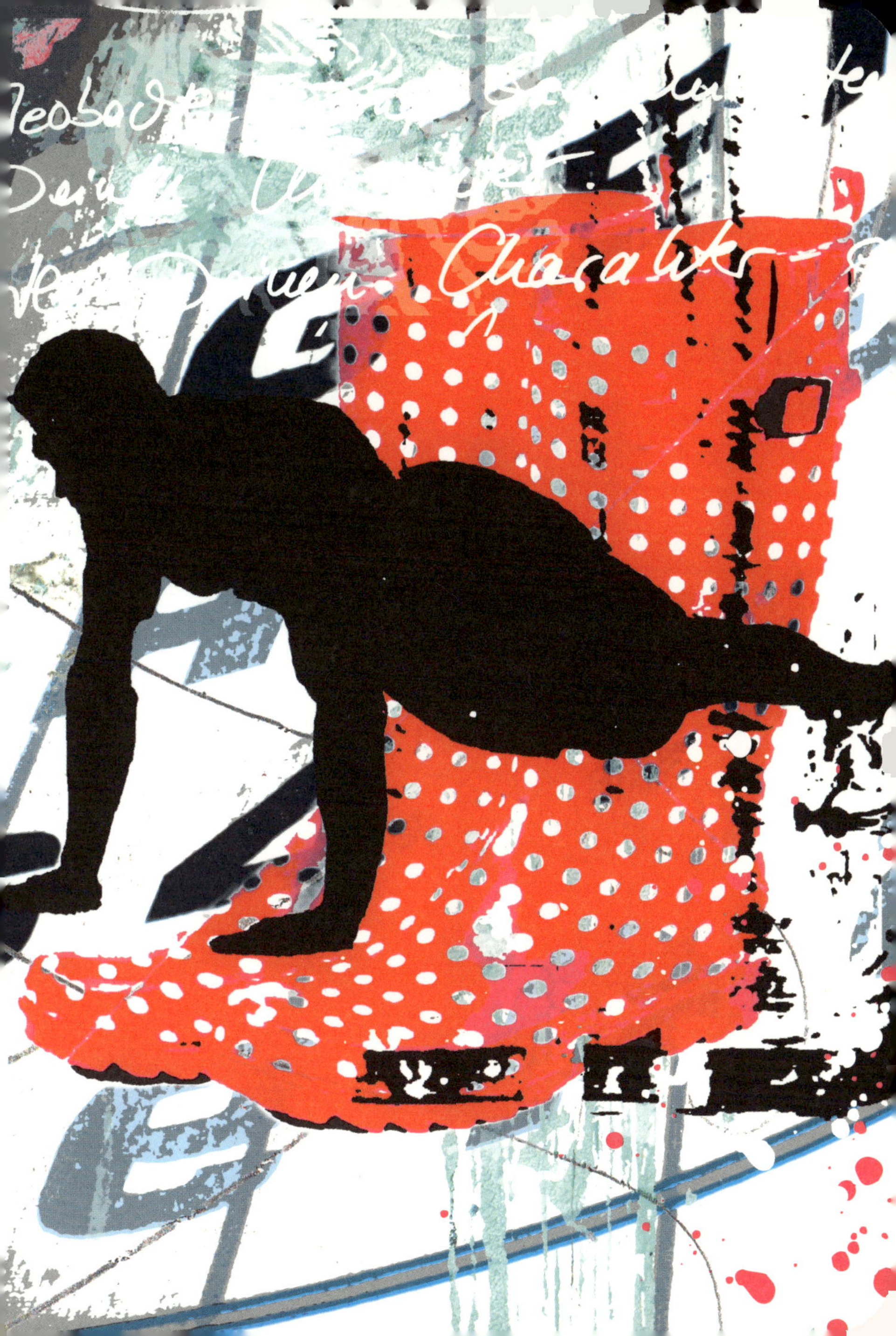
Charakter

Übungen Fietes Bester

1. Moin Lege deine Handflächen vor deiner Brust zusammen und spüre deine Kraft.

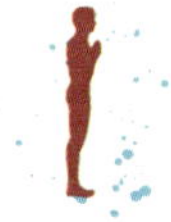

2. Übungsabfolge Nordlichter Wiederhole diese Übungsabfolge 6-mal.

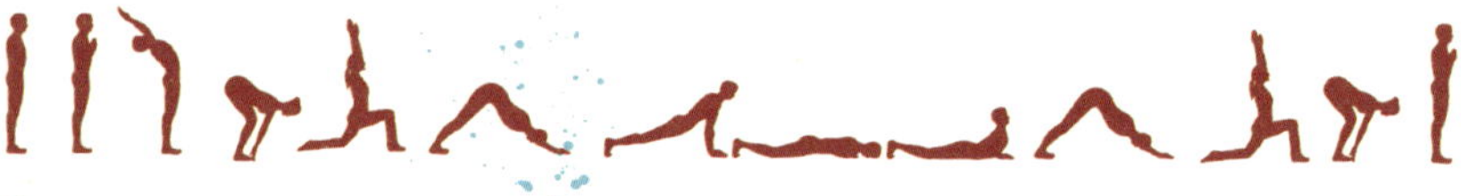

3. Übungsabfolge Nordlichter Verweile in der 7. Wiederholung 5 Atemzüge in Wickie I.

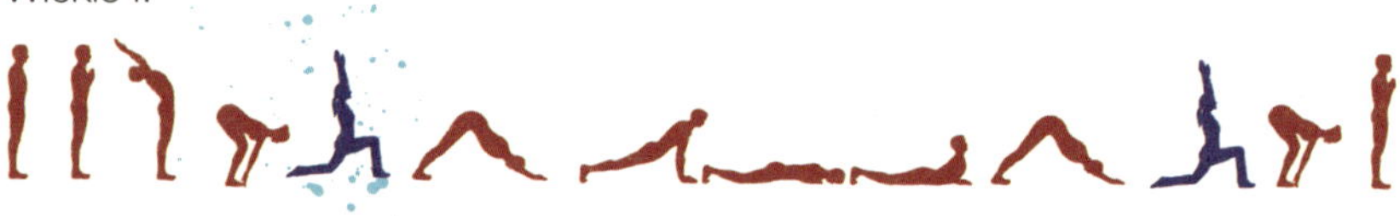

4. Übungsabfolge Nordlichter Und noch mal. Verweile diesmal 5 Atemzüge im Seewolf.

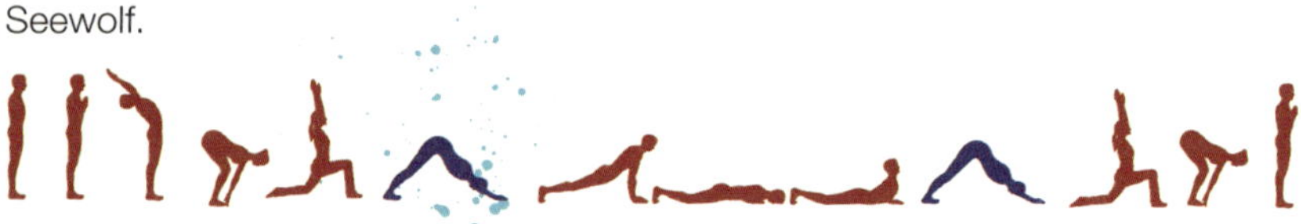

5. Leuchtturm Steh bequem und stabil und spüre in dich hinein. Spüre deinen Körper, spüre deinen Atem. Wenn du möchtest, mach eine Pause!

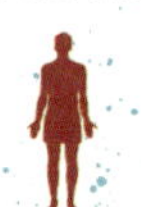

6. Übungsabfolge Nordlichter Beginne wieder mit den Nordlichtern. Aus der Krabbe stütze dich mit deiner rechten Hand am Boden ab und drehe dich nach links auf. Hebe den linken Arm dabei an. Verweile 5 Atemzüge. Das Gleiche zur anderen Seite.

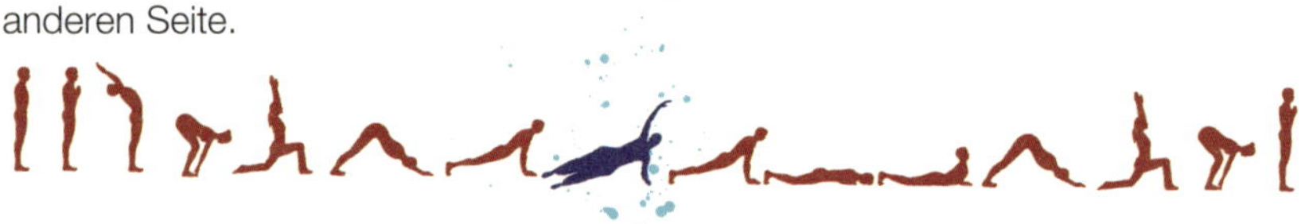

7. Übungsabfolge Nordlichter Stütze dieses Mal aus der Krabbe beide Ellbogen auf dem Boden ab und hebe abwechselnd das rechte und das linke Bein an. Verweile jeweils 5 Atemzüge.

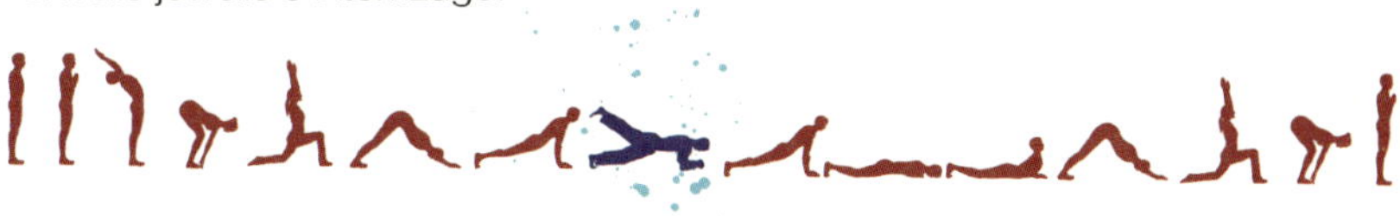

8. Leuchtturm Steh bequem und stabil und spüre in dich hinein. Spüre deinen Körper, spüre deinen Atem.

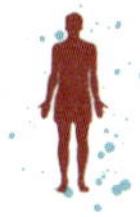

9. Boot Aus dem Sitz hebe beide Beine gleichzeitig an. Dabei kannst du mit den Händen in deine Kniekehlen fassen, um dich zu unterstützen. Senke dann deine Beine und deinen Oberkörper ganz langsam Stück für Stück zurück auf den Boden, sodass du zum Liegen kommst.

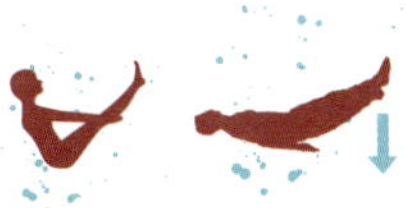

10. Takelage Lege deine Hände wie ein Körbchen in deinen Nacken. Bringe dann dein linkes Knie an den Oberkörper heran und hebe gleichzeitig deinen Kopf mit den Händen diagonal Richtung Knie. Lass erst wieder alles zum Boden hin los und mache danach das Gleiche auf der anderen Seite.

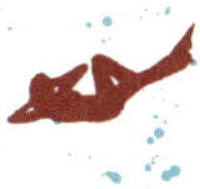

11. Flunder Zeit, ein bisschen zu verpusten und nachzuspüren. Spüre deinen Körper, spüre deinen Atem, spüre die Aktivität oder Ruhe in deinen Gedanken.

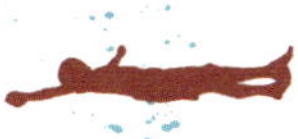

Zum Klamüüstern für alle Deerns un Jungs:

In welchen Situationen wirst du blass? Was gibt dir Kraft?

Welche waschechten Deern und Jungs außer dir kennst du?

Hamburger Yoga – Disziplin und Entspannung zugleich

Hamburger gucken als Erstes auf deine Schuhe – und sie erwarten dort keine Gummistiefel.

Hamburger Deerns und Jungs leben nicht alle in Blankenese. Einige arbeiten in großen Zeitschriftenverlagen und nur sehr wenige erben eine Reederei. Hamburger, waschechte und zugezogene, leben Tradition. Sie haben Sinn für die feine englische Art, kombiniert mit der Modernität von Menschen einer weltoffenen Hafenmetropole.

Hamburger sind nicht redselig, aber was sie sagen hat Hand und Fuß. Sie haben eine strenge Arbeitsmoral, sind dabei höflich, stilsicher und bewahren einen kühlen Kopf. Und sie haben längst begriffen, dass Yoga ein urbaner Trend ist, denn Hamburg ist Norddeutschlands größtes Yogazentrum. Andererseits wissen Hamburger auch, dass man ab und zu entspannen und loslassen darf, um das Leben zu genießen.

Wat soll ik in mien Ostfriesennerz dazu seggen? Ik schließ mich wohl an 'n besten einfach Sri Sri Ravi Shankar an, de seggt: »Für äußere Schönheit legst Du Sachen an; für wahre Schönheit musst Du alles ablegen.«[5]

5 Sri Sri Ravi Shankar, Die Kunst des Lebens

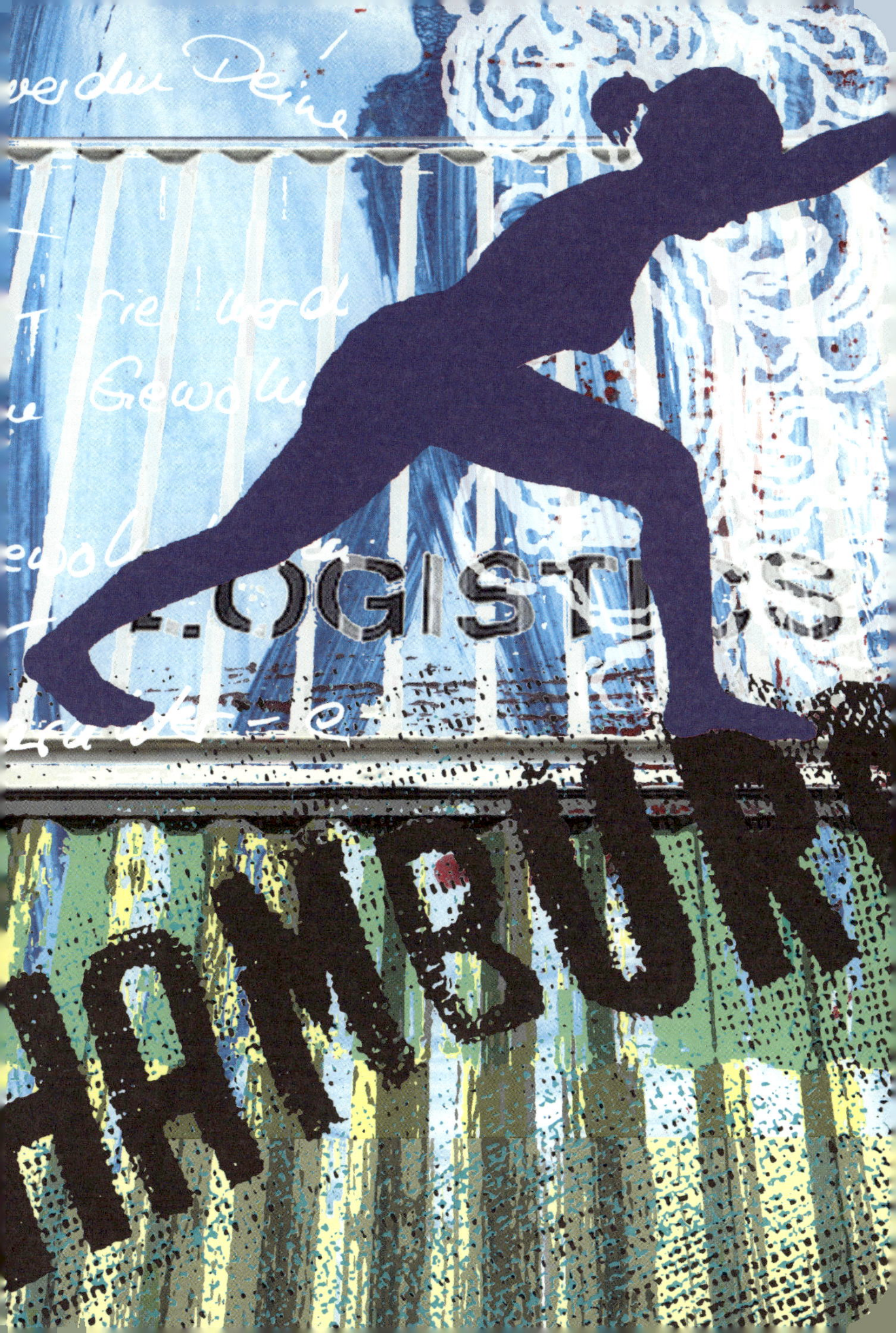

Deine
OGIST
HAMBUR

Übungen Hamburger Yoga

1. Windrad Lege im Sitzen deine Hände auf deine Oberarme und beschreibe mit den Ellbogen große Kreise.

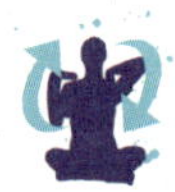

2. Schoner Bringe beide Arme nach oben, die Handflächen berühren sich, dein Gesäß sinkt dabei gleichzeitig nach unten. Nun lass deine Schulterblätter ebenfalls nach unten sinken, danach strecke die Arme wieder.

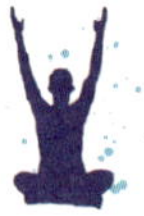

3. Schaf – Vierfüßlerstand – Seewolf Aus dem Schaf komme über den Vierfüßlerstand in den Seewolf. Strecke abwechselnd die rechte und die linke Kniebeuge. Danach gehe wieder über den Vierfüßlerstand in das Schaf. Wiederhole die Abfolge ein paar Mal.

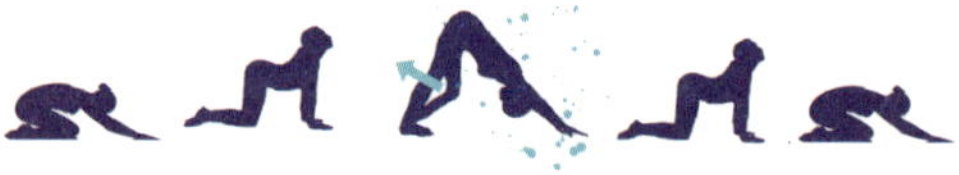

4. Wickie I und Wickie II Wenn du das nächste Mal im Seewolf bist, bringe dein rechtes Bein weit nach vorne in Wickie I. Dabei sollte dein Fußgelenk direkt unter dem Kniegelenk sein. Hebe nun zusätzlich dein linkes Knie und strecke das linke Bein. Jetzt beuge deinen Oberkörper über das vordere Bein und strecke dabei die Arme nach vorne.

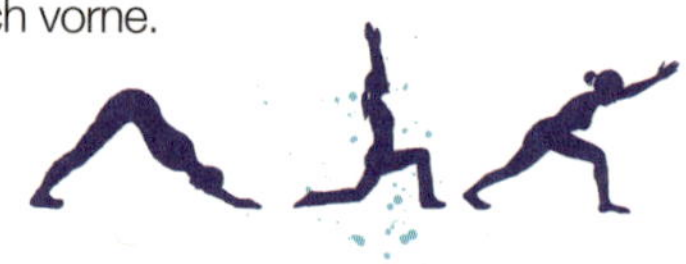

5. Leuchtturm Stell dich bequem hin und lass los.

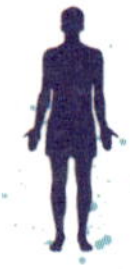

6. Wickie I und Wickie II Wiederhole die Übungen zur anderen Seite.

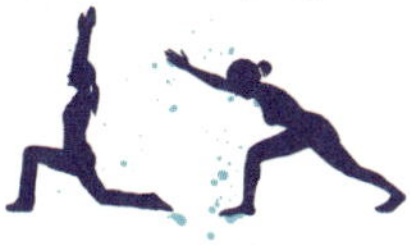

7. Vorbeuge nach Luv Mit hüftbreit aufgestellten Füßen lass dein Becken nach vorne kippen. Spann dabei deine Oberschenkelmuskeln aktiv an. Hol 2-3-mal tief Luft und richte dich mit geradem Rücken wieder auf.

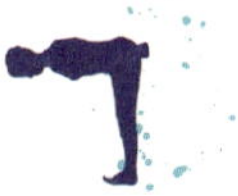

8. Schatzkiste dynamisch Mit deiner Ausatmung führe beide Knie an deinen Oberkörper heran, mit deiner Einatmung lass sie los, bis die Arme wieder gestreckt sind. Dann strecke beide Beine nach oben, beuge sie wieder an und wiederhole dies ein paar Mal.

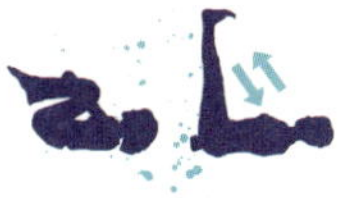

9. Treibgut Mit ausgebreiteten Armen lass dein angewinkeltes Knie nach links auf den Boden sinken, der Kopf bewegt sich nach rechts. Entspanne dich. Danach mache das Gleiche zur anderen Seite und entspanne dich hier wieder.

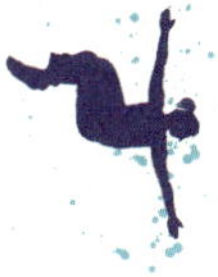

10. Flunder Lege dich in der Rückenlage bequem hin und stell dir vor, du liegst an einem warmen Sommertag am Elbstrand in Övelgönne.

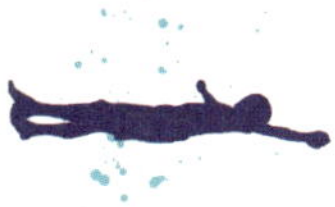

Zum Klamüüstern:

In welchen Bereichen deines Lebens bist du diszipliniert?

In welchen Bereichen deines Lebens bist du entspannt?

Yoga für Novembertage

Der Norden hat Glamour, der das Scheinwerferlicht einer Oscarverleihung in den Schatten stellt. »Midsommar«, sagen die Schweden. Abende, an denen du mit deinen Freunden um Mitternacht noch eine Flaschenpost schreibst und um fünf Uhr in der Früh vom Lachen der Möwen geweckt wirst. Doch es kann nicht immer Mittsommer sein. Während im Süden die Weinlese gefeiert wird, ziehen wir Nordlichter uns in unsere Häuser zurück und bereiten uns auf eine endlose Aneinanderreihung von Novembertagen vor.

Bis zum Tee hüllt sich der Tag in Dauergrau. Über dem Meer liegt schwerer, nasser Nebel. Nur manchmal, manchmal denkst du, du könntest die Sonne hinter Fietes Fischkutter am Horizont erahnen … doch, ach, vielleicht … ist es nur eine Erinnerung an vergangene Zeiten. Da gibt es aus Fietes Sicht zwei Möglichkeiten:

Entweder wir wandern all na Indien ut oder unternehmen hier direkt wat un feuern den Ofen mal 'n beten an.

Geh heim, zünde alle Kerzen an, die du hast, mach es dir kuschelig gemütlich. Eine gute Idee ist auch, Freunde zu einer Meditationsparty einzuladen. Oder du singst von Herzen alle Lieder, die dir einfallen.

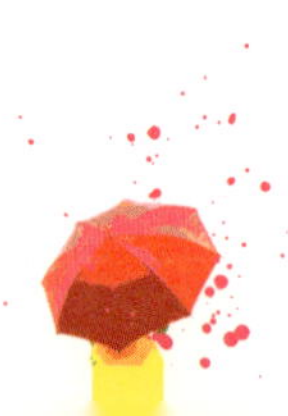

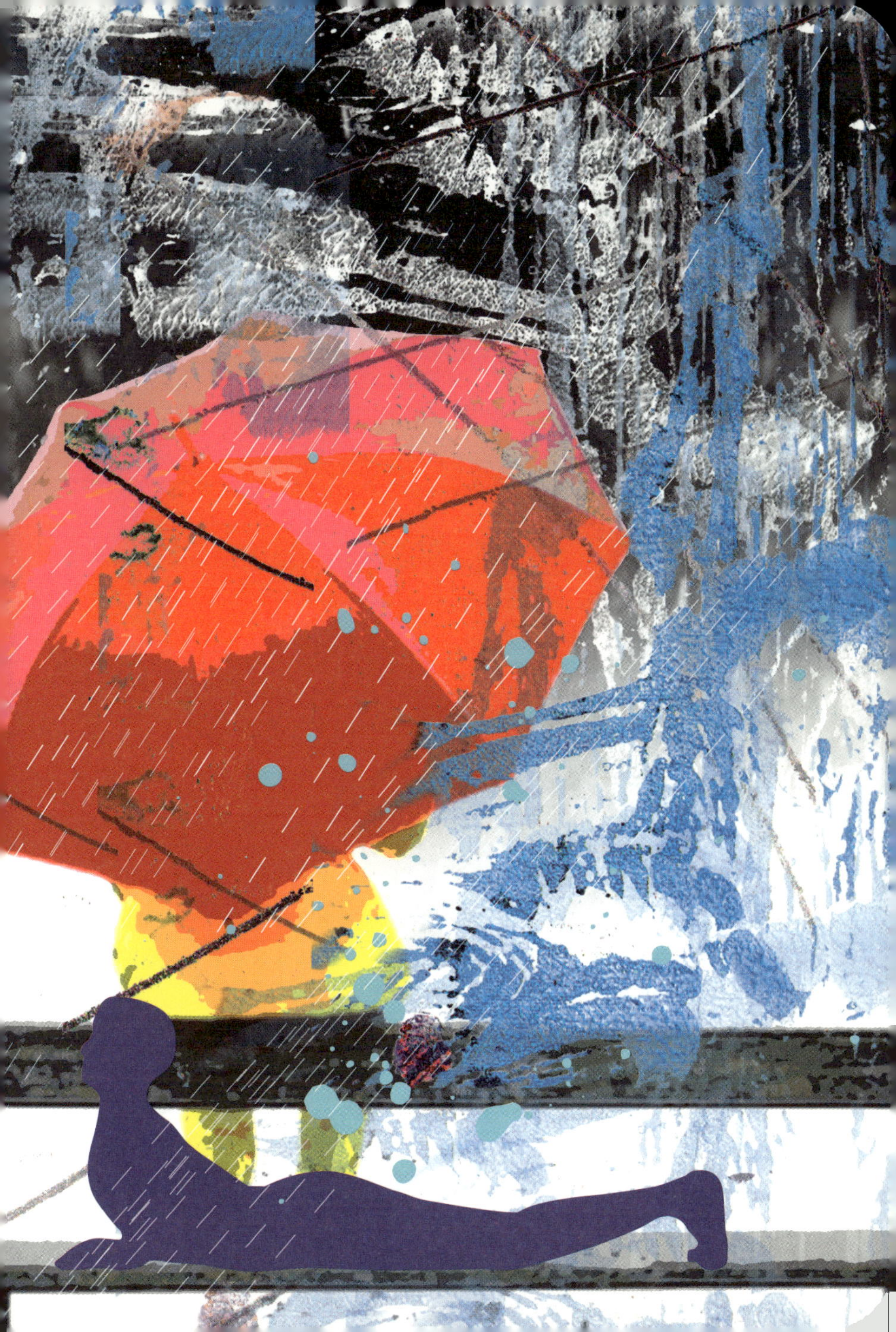

Übungen für Novembertage

1. Leuchtfeuer Im Leuchtturm hebe beide Schultern mit hängenden Armen zu den Ohren an, halte, halte, halte und lass wieder los. Wiederhole dies einige Male.

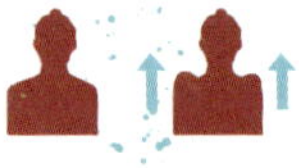

2. In den Strandkorb setzen Strecke beide Arme nach oben und lass dein Gesäß nach unten sinken, als ob du dich in den Strandkorb setzen wolltest. Dann komme wieder zum Stehen und wiederhole dies beides einige Male.

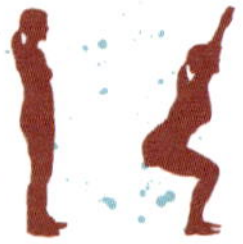

3. Nebelhorn Stelle dich breitbeinig hin, strecke die Arme locker nach vorne und drehe dich um deine Achse nach rechts und links.

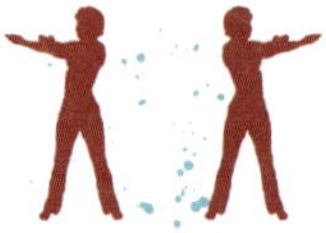

4. Strandhafer Bringe dein Schambein zum Nabel, bevor du im Stand in eine leichte Rückbeuge gehst. Komme wieder in die Aufrechte und wiederhole dies einige Male.

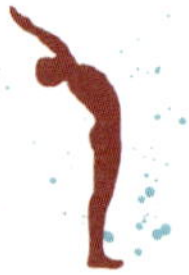

5. Seebrücke In der Flunder stelle beide Füße hüftbreit auf und drücke sie in die Matte. Hebe dein Becken und den Rücken an, bis das Gewicht auf den Schultern ruht. Lege deinen Rücken Wirbel für Wirbel und zum Schluss das Kreuz zurück auf die Matte. Wiederhole die Übung einige Male.

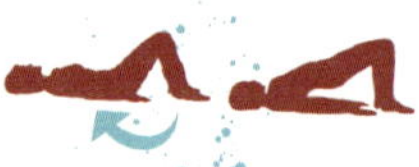

6. Seeschlange dynamisch Lege deinen Bauch auf ein doppelt gefaltetes Handtuch. Bringe dein Schambein zum Nabel und hebe aus der Kraft des Rückens (ohne die Arme) deinen Oberkörper und Kopf an und lege sie wieder zurück auf den Boden. Wiederhole dies einig Male.

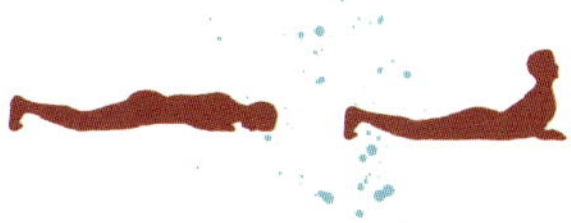

7. Schaf – Vierfüßlerstand – Schaf Lege dein Gesäß auf die Fersen, den Oberkörper auf den Oberschenkeln und deine Stirn auf dem Boden ab. Dann komme in den Vierfüßlerstand, danach wieder ins Schaf und wiederhole dies einige Male.

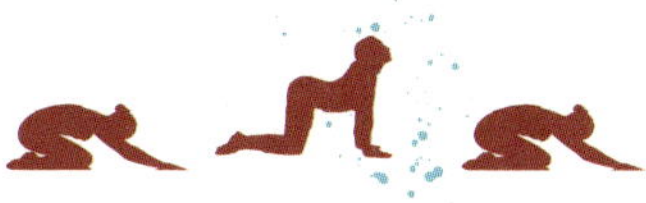

8. Seeschlange Bring in der Bauchlage dein Schambein zum Nabel und hebe aus der Kraft des Rückens (ohne die Arme) deinen Oberkörper und Kopf. Bleibe ein paar Atemzüge lang in dieser Haltung. Lege die Stirn wieder zurück auf den Boden.

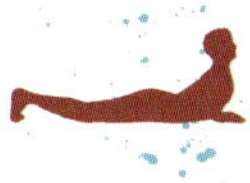

9. Schatzkiste Mit der Ausatmung führe beide Knie achtsam an den Oberkörper heran, mit der Einatmung lass sie los, bis die Arme wieder gestreckt sind.

Zum Klamüüstern:

Setze dich doch mal 10 Minuten still hin und stelle dir ein Kerzenlicht in dir selber vor. Was kannst du tun, um das Novembergrau mit Farbe anzureichern?

Seemannsgarn

»Suche eine kalte Höhle im Himalaja auf, setzte dich auf ein Nagelbrett, verknote deine Beine hinter dem Kopf und lächle. Dann bist du ein echter Yogi.« Der Klabautermann schleicht sich nachts in deine Träume und snackt dumm Tüüch.

Ein anderes Mal sitzt er auf deiner Schulter und flüstert: »Kaffee trinken ist ab jetzt tabu und du bekommst eine ganz besondere Aura, wenn deine Yogamatte aus mongolischem Bio-Kautschuk ist.«

In einem anderen Yogazentrum sagen dir viele sehr liebe Klabautermänner und -frauen, dass der Guru dort auf dem Foto all deine Probleme lösen und dich glücklich machen wird, wenn du ihn verehrst wie Michael Jackson.
Wie ein trunkener Matrose stolperst du auf den Deich, dankst den Göttern Süd-Süd-Skandinaviens für die frische Luft und flüchtest zu Fiete und den Fischkisten.

Nu mal nich in Tüddel geraten. Dat mag ja allens schön un good sien, wat de klugen Lüüd erzählen. Aver een wichtige Yoga-Tugend för Leuchttürme is Wahrhaftigkeit. Sei du selbst. Komm erst mal wedder zurück in dien Lot un tu, wat dien innere Stimme di seggt.

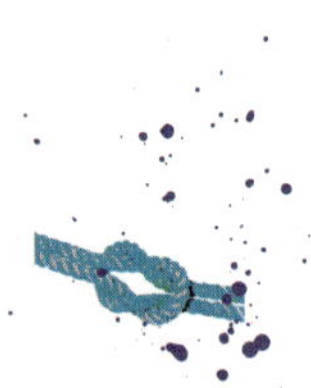

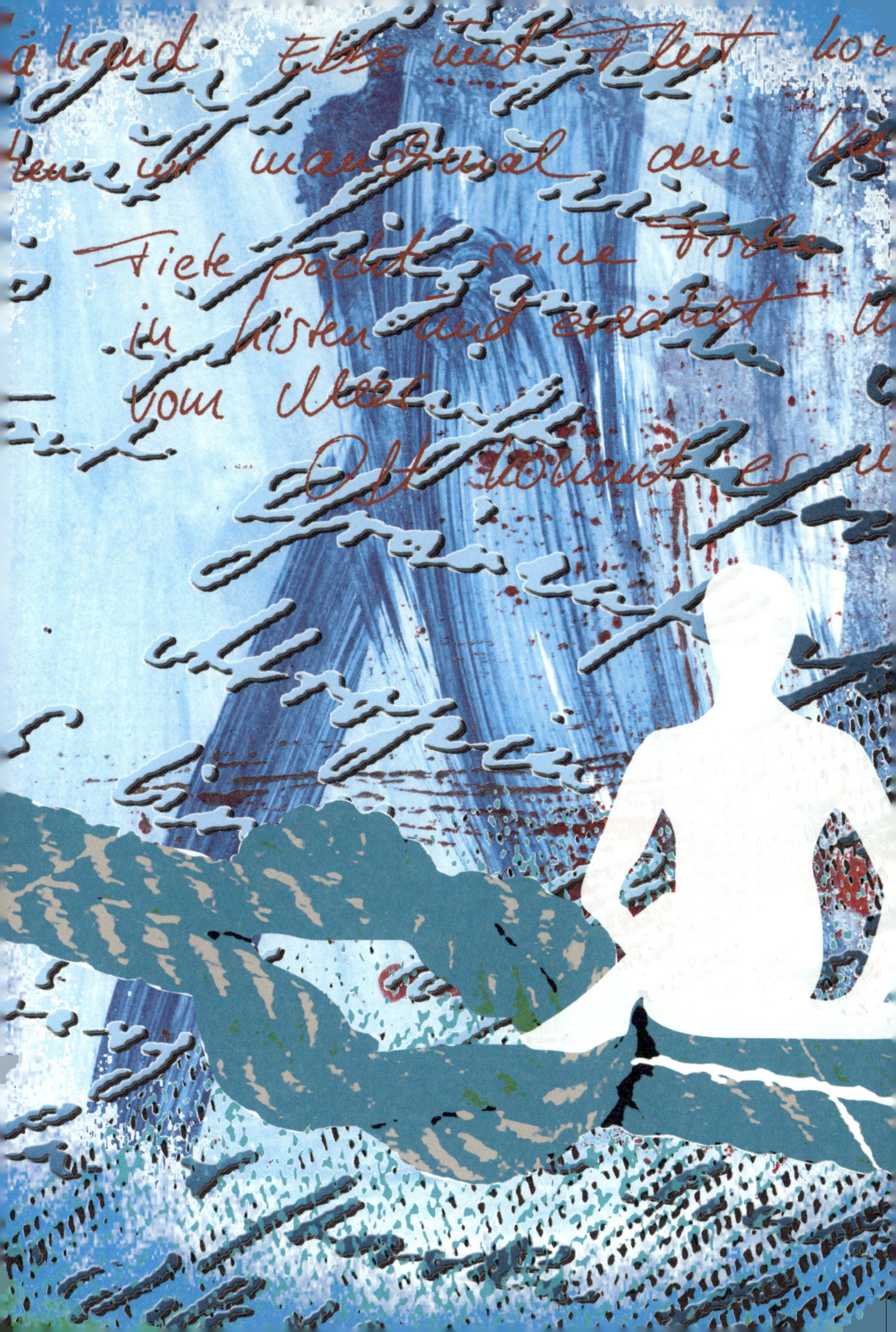
Ebbe und Flut
manchmal an
Fiete packt seine Fische
in Kisten und erzählt
vom Meer.
Oft kommt es

Übungen Seemannsgarn

1. Wind Lege beide Hände um dein rechtes Knie. Das linke Bein bleibt ausgestreckt. Mit der Ausatmung führe das Knie an deinen Oberkörper, mit der Einatmung lass es los, bis der Arm wieder gestreckt ist. Wiederhole das auf beiden Seiten ein paar Mal.

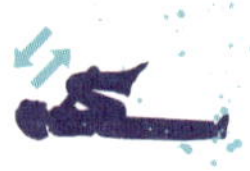

2. Treibgut Aus der Flunder breite deine Arme links und rechts aus, hebe beide Knie angewinkelt an und lass sie nach links sinken. Dein Kopf bewegt sich dabei nach rechts. Mache das ein paar Mal im Wechsel zu jeder Seite.

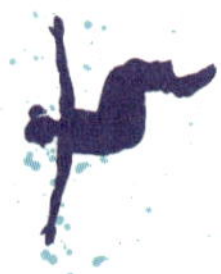

3. Heringsrolle Ziehe beide Knie an dich heran und bringe deine Nase Richtung Knie, sodass du ganz rund wirst. Nun beginne, dich hin- und herzuschaukeln, rolle den Hering ein paarmal hin und her und komme langsam nach oben zum Stehen.

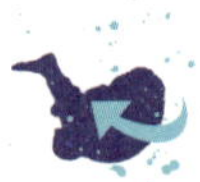

4. Übungsabfolge Nordlichter

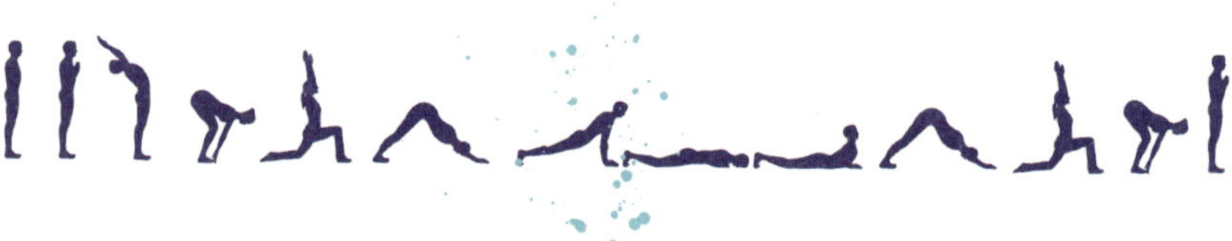

5. Flatterndes Segel Setze dich mit aufrechtem Rücken auf ein zusammengerolltes Handtuch, lege deine Fußsohlen aneinander, lege deine Hände wie ein Körbchen um deine Zehen und fange an, die Knie auf und ab zu bewegen.

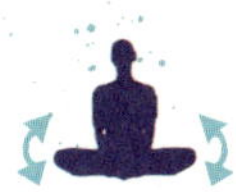

6. Lot nach rechts Aus dem Sitz stelle das linke Bein an der Außenseite vom rechten Bein ab und winkle das rechte Bein an. Lege den linken Arm um das aufgestellt Bein, führe den rechten Arm und Oberkörper nach rechts hinten. Spüre das Lot in deiner Körpermitte.

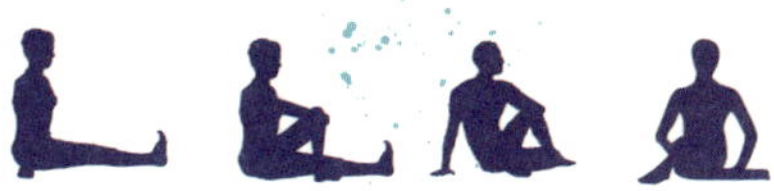

7. Lot nach links Führe Übung 6 auf der anderen Seite aus.

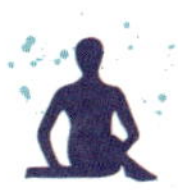

8. Tach auch Setz dich mit dem Gesäß auf den Fersen aufrecht und entspannt hin.

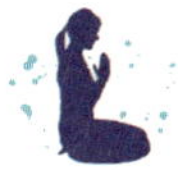

Nix zum Klamüüstern:

Einfach sitzen, nix tun und sein.

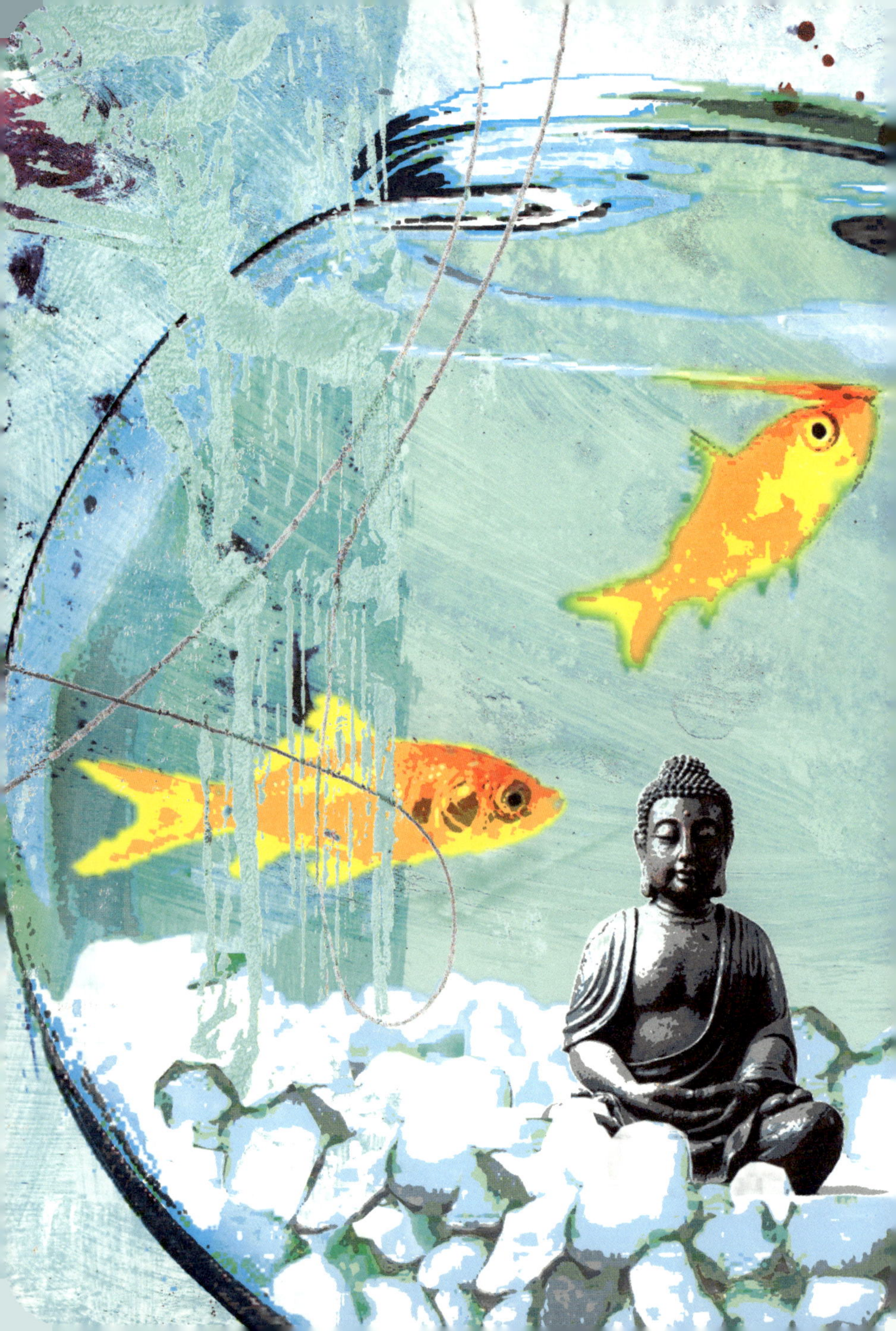

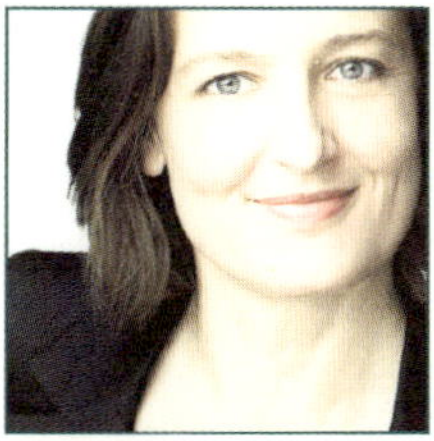

ANKE LÜTJENS

1968 in Lübeck geboren.
Studium der Agrarwissenschaften.
Arbeitet als Agraringenieurin und Yogalehrerin (BDY/EYU).

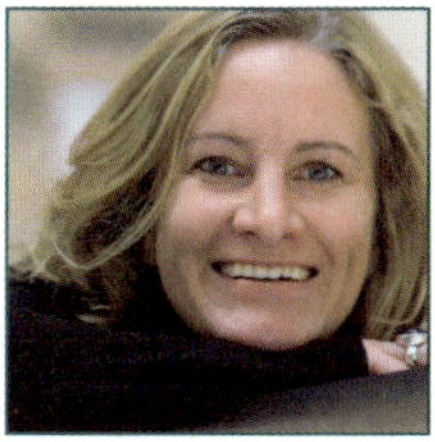

MARTINA GRIGOLEIT

1971 in Hamburg geboren.
Studium an der Fachhochschule für Gestaltung in Hamburg.
Arbeitet als Designerin und Yogalehrerin (BDY/EYU).

QUELLEN

1 Pema Chödron: Wenn alles zusammenbricht. Hilfestellung für schwierige Zeiten, 9. Auflage, München 2001, S. 30.

2 Thich Nhat Hanh: Die fünf Pfeiler der Weisheit, München 2000, S. 24.

3 Sri Sri Ravi Shankar: Fragen und Antworten über Gott und die Welt, 2. Auflage, Ahlerstedt 2011, S. 92.

4 Detlef B. Fischer: Die Einheit des Seins. Drei Klassiker des Hinduismus, Norderstedt 2010, S. 107.

5 Sri Sri Ravi Shankar: Die Kunst des Lebens. Die menschlichen Werte feiern, 3. Auflage, Ahlerstedt 2011.